**Kein Sport
ist auch keine Lösung**

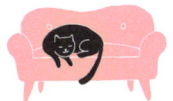

Kerstin Friedrich

Kein Sport ist auch keine Lösung

Das ultimative Motivationsprogramm für Bewegungsmuffel

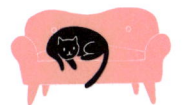

VERLAGSGRUPPE PATMOS

**PATMOS
ESCHBACH
GRÜNEWALD
THORBECKE
SCHWABEN
VER SACRUM**

Die Verlagsgruppe
mit Sinn für das Leben

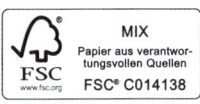 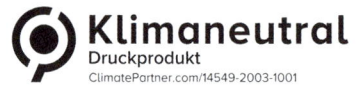

Bibliografische Information der Deutschen Nationalbibliothek
Die Deutsche Nationalbibliothek verzeichnet diese Publikation
in der Deutschen Nationalbibliografie; detaillierte bibliografische Daten sind im Internet über http://dnb.d-nb.de abrufbar.

Alle Rechte vorbehalten
© 2021 Patmos Verlag
Verlagsgruppe Patmos in der Schwabenverlag AG, Ostfildern
www.patmos.de

Gestaltung: Finken & Bumiller, Stuttgart
Druck: Finidr s.r.o., Český Těšín
Hergestellt in Tschechien
ISBN 978-3-8436-1321-7

INHALT

1 Sport ist doof ... 7
Ein Couchpotato setzt sich in Bewegung

2 Ich bin zu alt ... 15
Mein privater Knast der negativen Überzeugungen

3 Schrecken bis zum Ende ... 28
Warum uns das Gesundheitssystem krank macht

4 Pflicht und Kür ... 44
Die fünf Zutaten für Fitness in jedem Alter

5 Vorbereiten ... 71
Die Rolle von Vision, Zielen und Unterstützung

6 Loslegen & durchhalten ... 115
Die Flüsterstimme der Selbstsabotage entmachten in 10 Schritten

7 Inspirationen ... 177
Geschichten von Menschen, die losgelegt haben

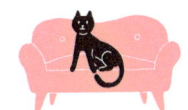

Noch älter ... 190
Lese- und Streamingtipps ... 193
Anmerkungen ... 196

KAPITEL 1

Sport ist doof

Ein Couchpotato setzt sich in Bewegung

Ich kam zum Sport, weil ich internetsüchtig bin. Meine Geschichte unterscheidet sich in diesem Punkt von vielen »Vom-Fettkloß-zum-Marathonläufer«- oder »Vom-Junkie-zum-Ironman«-Stories: Diese beginnen typischerweise damit, dass jemand sich selbst nicht mehr ertragen kann und aus dieser Notlage heraus die Willenskraft für diszipliniertes Training und ein neues Leben schöpft. Ich dagegen fand mich prima, so wie ich war. Ende 50 wog ich so viel wie am Ende meiner Schwangerschaften, und ich war erfolgreich zu der Erkenntnis gelangt, dass Wampe und Hüftspeck a. Ausdruck meiner Weiblichkeit, b. ein Symbol meiner Lebensfreude und c. der Beweis dafür seien, dass ich mich erfolgreich der Body- und Fatshamingindustrie sowie den Schlankheitswahnprogrammierungen mütterlicherseits widersetzt hatte. Alle sportlichen Aktivitäten hatte ich mit der ersten Schwangerschaft eingestellt. Die einzigen Gelegenheiten zum »Sport« servierte mir regelmäßig die Deutsche Bahn, die mir den einen oder anderen Sprint beim Last-Minute-Umsteigen über diverse Bahnsteige und Treppen abforderte. Wenn ich dann völlig fertig und schnaufend mit einem Puls von 170 meinen Koffer verstaut hatte und auf meinem Platz wieder zu mir kam, überkam mich ein kurzer stolzer Moment von »Na, geht ja noch!«. Nie im Leben wäre ich auf die Idee gekommen, diese Fast-Infarkte als Weckruf zu deuten. War ja alles gut! Dass ich trotzdem mit 59 Jahren zum Sport kam und meine Lebensfreude vervielfachte, verdanke ich der Tatsache, dass körperliche Betätigung auf der Liste meiner schlimmsten Lebensstrafen auf Platz 2 lag. Unangefochten auf dem ersten

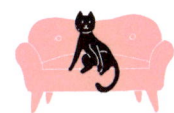

Platz: ein Leben ohne Internetzugang. Als ausgesprochener Stimulanzjunkie liebe ich das Gefühl, in fast jeder Lebenslage Zugang zu News, Mails und Streams aller Art zu haben. Außerdem gibt mir das Internet als Vielreisende stets das Gefühl, alles im Griff zu haben: Wo immer ich auch orientierungslos in der Fremde stranden würde, Siri fände eine Lösung.

Die zweitschlimmste aller Lebensstrafen: Ausdauersport

Den Grund, mich überhaupt mit so einer Hassliste zu beschäftigen, hatte mein Geschäftsfreund Carsten Fuchs geliefert. Dessen Agentur *Gute Botschafter* hatte für *Terre des Hommes* eine Spendenkampagne mit dem Titel »Wie weit würdest du gehen?« entwickelt. Das lief so: Man verpflichtete sich, eine grenzwertig-unangenehme Sache zu tun, wenn die eigenen Freunde eine bestimmte Spendensumme X aufbringen würden. Die drei Geschäftsführer der Guten Botschafter beispielsweise hatten sich verpflichtet, im Kino aufzustehen und ein Weihnachtslied zu singen. Andere Leute schwammen in eiskaltem Wasser oder backten Plätzchen für Obdachlose.
Carsten rief mich an und bat mich, doch auch eine Kampagne zu starten. Da ich mitunter große Probleme mit dem Wort »Nein« habe und mir im Stillen dachte, so schwer könne das ja nicht sein, sagte ich zu. Als ich aufgelegt hatte, stellte ich mir sogleich die interessante Frage: Wie weit würde ich gehen? Was wäre die passende »Strafe« für mich, damit meine Geschäftsfreunde auch genügend spenden würden. Spontan fiel mir eine internetfreie Woche ein. Nachdem ich diesen Zustand zehn Sekunden lang mental simuliert hatte, war klar: So weit gehe ich unmöglich. In Gedanken sehe ich mich nach sieben Tagen auf 500 ungeöffnete Mails in meinem Postfach starren und den Abend mit *Tatort* und *Rosamunde Pilcher*, statt mit *YouTube* und *Netflix* verbringen. Schauderhaft. Oder ein Wochenende? Schon eher machbar. Aber ähnlich schrecklich. Und außerdem komplett lächerlich: Welcher halbwegs normale Mensch würde ein internetfreies Wochenende schon als Opfer betrachten und dafür Geld spenden? Was war das

Nächste auf der Liste? Sport. Ich würde irgendwas mit Sport machen. Es ist nicht so, dass ich Sport blöd finde – im Gegenteil: Ich liebe Sport. Ich hatte sogar vor dem Abitur in Erwägung gezogen, Sportjournalistin zu werden. Carmen Thomas hatte gerade als erste Moderatorin des *Aktuellen Sportstudios* Sport- und Mediengeschichte geschrieben. Gleich in ihrer ersten Sendung berichtete sie über Schalke 05. Dieser Versprecher und der darauf folgende Shitstorm verpassten der deutschen Emanzipationsbewegung einen schweren Dämpfer und bescherten mir die Einsicht, lieber Wirtschaftsjournalistin zu werden. Das war auch irgendwie interessant.

Sport ist prima, so lange andere ihn betreiben und ich vom Sofa zugucken kann.

Sport fand ich generell gut – zumindest so lange andere ihn betrieben: Fußball, Handball, Tennis, Tour de France ... die Liste ließe sich beliebig verlängern. Wenn ich mich von produktiver Arbeit ablenken musste, schaute ich notfalls auch beim Snooker zu. Ich hatte zwar auch Sport getrieben, bis ich Mutter wurde. Doch das waren lauter Sportarten, bei denen man sich der Kräfte anderer bedienen konnte: Reiten (die wirkliche Arbeit macht das Pferd), Skifahren und Snowboarden (die Arbeit macht die Schwerkraft) oder Surfen (die Arbeit macht der Wind). Diese Art von Sport kann man nach Lust, Laune und Wetter betreiben, wenn man sie erst mal motorisch einigermaßen draufhat. Die Kondition spielt eine untergeordnete Rolle. Ab 40 bewegte ich mich dann vorzugsweise nur noch beim Shoppen. Alle Jahre wieder erblickte ich im Tchibo-Regal des Supermarktes meines Vertrauens irgendeinen Expander oder andere »Fitnessgeräte«. Wenn ich an der Kasse stand, sah ich mich im Geiste schon fit und schlank wie Naomi Campbell am Strand spazieren. Du[44] ahnst wahrscheinlich, wie es weiterging: Die Dinger wurden einmal ausprobiert, und dann in Sichtweite neben den Fernseher gelegt. Von dort schielten sie mich wochenlang vorwurfsvoll an, bis ich sie in irgendeine Schublade verstaute. Natürlich lehnte ich aus Prinzip jede Sportart kategorisch ab, bei der ich mich aus eigener Kraft fortbewegen musste. Das war zu anstren-

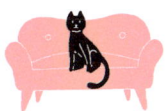

gend und zu langweilig. Ebenso doof fand ich alle Sportarten, bei denen man regelmäßig dranbleiben muss, um Spaß daran zu bekommen, was zufällig eine 100-Prozent-Schnittmenge der vorangegangenen ist.

Fortbewegung aus eigener Kraft ist zu anstrengend und viel zu langweilig.

Also gut, das Thema war gefunden: Ausdauersport. Da Laufen das Einfachste ist, war klar: Ich laufe gegen Spendengeld. Auch die Strecke war schnell gefunden. Vier Monate später würde ich beruflich in New York City sein, und bei der Gelegenheit könnte ich einmal rund um Central Park laufen. Damit ließ sich auch gut nach außen protzen, ganz nach dem Motto: »Kerstin fährt in die Metropolen der Welt und läuft dort für den guten Zweck.« »Kerstin läuft durch den Dünsener Wald«, klang dagegen weitaus weniger spektakulär. Also flugs auf der *Terre des Hommes*-Kampagnenseite angemeldet, einen schmissigen Text geschrieben samt Foto vom Central Park und dazu den Link auf meinem damals noch existierenden *Facebook*-Account gepostet. Dann eine Rundmail an alle meine Geschäftskontakte – fertig! Jetzt musste ich nur noch lernen, 10 Kilometer am Stück zu laufen. Denn ich fürchtete zu recht, dass die Spendensumme ruckzuck zusammenkommen würde.

Es passte gut, dass ich in der Woche darauf bei einem Klienten zu einem Harada-Seminar eingeladen war. Harada ist eine japanische Selbstoptimierungsmethode, mit der es leichter fallen soll, eigene Ziele zu erreichen (dazu später mehr). Zum Seminar sollte man ein Ziel mitbringen, für das man einen Umsetzungsplan entwerfen würde. Ich überlegte nicht lange und wählte mein Ziel: »In 4 Monaten 10 Kilometer locker um den Central Park laufen.«

Praktisch alle westlichen Selbstmotivationsmethoden arbeiten nach dem Motto »Mein Auto – mein Haus – mein Boot«: Der Antrieb, den inneren Schweinehund zu überwinden, kommt wesentlich aus der Visualisierung verlockender Belohnungen. Ich sehe mich auf dem Siegerpodest und lausche der Nationalhymne, ich halte den Champions-League-Pokal in den Händen, ich fahre in meinem Porsche über die *Croisette*, blicke von der Terrasse meines Anwesens über den Garda See und so weiter. Harada arbeitet – der sozialen beziehungsweise kollektivistischen Tradition Japans folgend – »systemisch«: Es wird über den eigenen Vorteil hinaus geschaut, was andere (die Familie, die Gesellschaft, meine sozialen Gruppen) davon haben, wenn ich mein Ziel erreiche. Das zweite soziale Element von Harada ist ein Coach: jemand, dem man regelmäßig Bericht erstattet. Damit wird das Vorhaben verbindlich, und man bekommt – wenn nötig – Unterstützung. Dieser Coach muss kein Profi sein. Es reicht, wenn er oder sie emotionale Unterstützung gibt, wenn man in ein Motivationsloch fällt.

Meine erste Wahl fiel auf meinen Bruder Thoralf, einer meiner Helden in Sachen Sport. Irgendwann in seinen späten 20ern lief er seinen ersten Marathon und kam darüber später zum Triathlon. Mit 50 qualifizierte er sich in Houston als Sieger in seiner Altersgruppe für die legendäre Ironman-Weltmeisterschaft in Kona/Hawaii – der Traum eines jeden Triathleten. Mit 55 wiederholte er dieses Kunststück mit einer Top-Platzierung bei der Ironman-Europameisterschaft in Frankfurt. Ich griff zum Telefon und schilderte mein Anliegen: Er möge mich bitte unterstützen, mein 10-km-Laufziel zu erreichen. Seine Antwort hätte ich mir eigentlich denken können: »Für 10 Kilometer braucht man keinen Coach, die läuft man einfach.« Klar. Wenn man einen Sport betreibt, bei dem man im Wettkampf knapp 4 Kilometer schwimmt, dann 180 Kilometer Rad fährt, um noch einen Marathon dranzuhängen, schnürt man für 10 Kilometer wahrscheinlich nicht mal die Laufschuhe. Um ihm nicht übermäßig auf die Nerven zu gehen, verabredeten wir, dass ich ihm täglich per WhatsApp Bericht erstatten würde, und dass er nur dann etwas tun müsse, wenn er mehr als drei Tage nichts von mir hören beziehungsweise lesen würde.

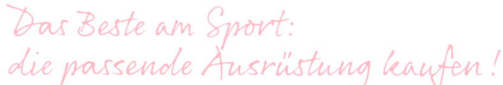

Das Beste am Sport: die passende Ausrüstung kaufen!

Los ging's. Das Beste an neuen Sportarten ist, dass man sich erst mal die passende Ausrüstung kaufen darf. Als typisches Nachkriegskind habe ich früh ge-

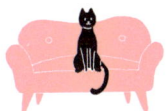

lernt, Löcher in der Seele mit Konsum zu stopfen. Also ab zum nächsten Sportladen und dort Laufschuhe, Hose und Laufshirt erstehen. Damit war der angenehme Teil der Aktion leider schon vorbei. Jetzt hieß es: Laufen. Da ich in meinem Viertel der Dauerüberwachung durch meine Nachbarn unterliege – ein Liebesbeweis, den ich normalerweise gut ertrage –, beschloss ich, diesen möglicherweise schiefgehenden Meilenstein meiner Persönlichkeitsentwicklung unbeobachtet zu durchlaufen. Ich fuhr in ein Waldgebiet des Nachbarortes. Ich hasste es schon, bevor ich den ersten Schritt gemacht hatte. Los ging's: 200 Meter joggen, 100 Meter gehen. 100 Meter joggen, 100 Meter gehen. So schaffte ich vier Kilometer in stolzen 38 Minuten. Schweißgebadet saß ich im Auto, berichtete per WhatsApp an meinen Coach und fühlte mich merkwürdigerweise: gut!

Zwei Wochen nach dem Start meiner Läuferkarriere bekam ich dann einen großartigen Motivationsschub auf einem Seminar über Komplexität bei der wunderbaren Stephanie Borgert. Wir sollten uns in Empathie üben. Unsere Aufgabe bestand darin, bei einem wildfremden Übungspartner zu erraten, welche Sportarten der andere betrieb. Ich wurde einem recht durchtrainiert wirkenden, circa 45-jährigen Mann zugeteilt, dem ich peinlicherweise irgendwie gefallen wollte. Ich attestierte ihm aus dem Bauch heraus einen Hang zu Risikosportarten und lag damit genau richtig (Ha!). Er wiederum musterte mich und meine weiblichen Kilos empathisch-geringschätzig von oben bis unten, und nach fünf qualvollen Sekunden lautete sein Urteil »wahrscheinlich gar keinen«. Ich unterdrückte den Impuls, ihm ein trotziges »Ich laufe!« entgegenzuschleudern, um ihn als empathisch minderbemittelt zu entlarven. Doch als »Läuferin« empfand ich mich nach meinen nach wie vor jämmerlichen Geh- und Laufversuchen bei Weitem nicht. Ich fühlte mich gedemütigt. Sehr gedemütigt. Ich erkannte in dem abschätzigen Blick meine eigene Arroganz wieder, mit der ich gelegentlich auf andere herabschaue, was es noch schlimmer machte.

Wo bleibt nur das Runner's High?

So verging der Sommer: Aus vier Kilometern wurden sieben. Die Geh- und Trinkpausen wurden kürzer und seltener. Nach wie vor war das Laufen vor allem eines: doof. Das berühmte Runner's High mochte sich partout nicht einstellen. Der Langeweile entging ich mit Hörbüchern und Podcasts. So wurde meine Leseliste kürzer und mein Horizont weiter. Der zweite positive Effekt waren die schwindenden Kilos. Mit stolzen 77 Kilo hatte ich am 1. Juni 2017 meine Läuferkarriere begonnen, und als ich am 10. September von meinem Hotel in Midtown Manhattan Richtung Central Park lief, um meine Wettschulden einzulösen, waren es 69. Wenn ich nicht laufen musste, fand ich das Leben schöner. Die Hosen wurden weiter, mein Körpergefühl besser.

Über den Lauf gibt es nicht viel zu berichten. Ich liebe New York. Die Sonne schien durch den Morgennebel. Der Park war und ist wunderbar. Ich hatte einen freien Vormittag an meinem Sehnsuchtsort. Wenn man innerlich platzt vor Glück, kann das auch die Tatsache, dass man Laufen muss, nicht trüben. Nachdem ich meine Runde absolviert hatte, machte ich einen Screenshot von der Runtastic-App, postete ihn auf der Kampagnenseite von Terre des Hommes und meldete Vollzug.[1] Ich war erlöst. In einem Deli auf der 7th Avenue leistete ich mir ein opulentes Frühstück und badete mich in meinem Ruhm.

Zu Hause angekommen, warf ich mich sofort wieder in mein altes Couchpotato-Leben. Viele Blogger erzählen Erfolgsgeschichten so wie diese: Hat man sich erst einmal durch die ersten Wochen des Trainings durchgekämpft, wird es irgendwann zur Gewohnheit. Mit der besseren Kondition kommt eine gewisse Leichtigkeit hinzu. Alles zusammen führt dazu, dass man das Laufen genießt und nicht mehr missen mag. Sport treiben wird dann irgendwann zum Selbstläufer.

Sport ist doof – aber er macht das Sofa zu einem noch schöneren Ort.

Nichts davon traf auf mich zu. Ja, meine Kondition hatte sich in vier Monaten verbessert. Ich hatte ein viel besseres Körpergefühl bekommen. Ich ging leichter durchs Leben. Ich konnte mehr essen und nahm trotzdem weiter ab. Aber Aus-

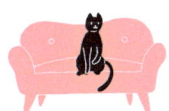

dauersport war und blieb: anstrengend. Langweilig. Doof. Ich musste allerdings zugeben, dass das abendliche Sofaliegen nach Laufen und Duschen viel lustvoller war als nach sechs Stunden Schreibtischarbeit. Alles in allem sprach das eine oder andere für eine Fortsetzung meiner Sportkarriere. Ein gravierender Punkt kam hinzu: Ich wurde älter.

KAPITEL 2

Ich bin zu alt

Mein privater Knast der negativen Überzeugungen

Im Jahr 2018 wurde ich 60. Mental traf mich das aus dem Nichts heraus wie eine Abrissbirne. Nie zuvor war irgendein »runder« Geburtstag von Bedeutung gewesen. Einer meiner liebsten Hexensprüche, mit denen mich meine Mutter als Heranwachsende versorgt hatte, lautete: »Bei deinem Aussehen wirst du die Männer immer durch deine Intelligenz beeindrucken müssen.« Brav zog ich daher mein Selbstbewusstsein aus meinem Wissen, was den Vorteil hatte, dass mir der mit 30 einsetzende körperliche Verfall überhaupt nichts ausmachte. »Schön sein« war keine Kategorie meiner Identität. Leute, die ihr Alter nicht preisgeben wollten, fand ich affig. In der Jugend rasend gut aussehende Menschen taten mir ein bisschen leid, denn man konnte absehen, dass sie am Verfall besonders würden leiden werden. Doch über Nacht schwand meine Immunität gegen Altersängste: Die Zahl 60 war mit ganz klaren Bildern in mein Bewusstsein genagelt. 60 bedeutet Rente. Die Restlaufzeit wird überschaubar. Die Chance, mein Single-Dasein zu beenden, sinkt gegen null. Mit 60 baut man nichts wirklich Neues mehr auf. Um die Ecke lauert bereits der Tod. Ich fühlte mich zum ersten Mal: alt.

Verschärfend kam dazu, dass ich an meiner Mutter sehen konnte, wie sich die Abwärtsspirale in hinterhältiger Unauffälligkeit schleichend und millimeterweise nach unten drehte (sorry, Mum!). Das fing schon an, als sie 60 war, also in dem Alter, in dem ich jetzt war. Je älter sie wurde, desto weniger forderte sie sich.

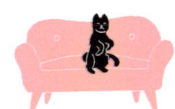

Je weniger sie sich forderte, desto mehr verfiel sie. Und je mehr die Kräfte schwanden, desto weniger unternahm sie. Da in unserer Gesellschaft niemand einfach so sterben darf (wollen will es sowieso niemand, das Leben will bekanntlich leben), bekam sie mit 85 eine neue Herzklappe. Danach kam sie erst recht nicht mehr auf die Beine und zeigte auch null Interesse, dies zu ändern. Jeder Form von Rehabilitationsmaßnahme widersetzte sie sich nach Kräften. Folgerichtig baute die wenige Muskulatur, die sie hatte, noch mehr ab. Nach der Operation schlurfte sie nur noch kraftlos durch die Wohnung und verbrachte ihr Leben fortan zwischen Bett, Küche und Fernseher. Die Gefangenschaft in den eigenen vier Wänden schlug ihr natürlich nach einigen Monaten aufs Gemüt. Sie wurde depressiv und verlor jede Form von Lebensfreude. Das Herz schlug nun zwar präzise wie ein Uhrwerk, aber weder Geist noch Körper mochten folgen. Für mich war es ein Horror, dabei hilflos zusehen zu müssen.

Die alles entscheidende Frage: Wie will ich jetzt und in Zukunft leben?

Dass es auch anders geht, sah ich an meinen ebenfalls greisen Nachbarn Annegret und Karl. Die fuhren im exakt gleichen Alter mit 88 Jahren im Sommer noch jeden Tag mit ihren Elektrobikes ins nahe gelegene Freibad, um ein paar Runden zu schwimmen. Annegret war im Sportverein aktiv und machte interessante Busreisen (»Leben und Werk von Martin Walser«) mit dem Landfrauenverein. Welches Leben wollte ich führen? Das war eine rhetorische Frage: Ich wollte die selbstbestimmte und lebensbejahende Variante. Das hieß: Muskulatur aufbauen und erhalten sowie an der Beweglichkeit und Kondition arbeiten. Wenn nicht jetzt, mit fast 60 – wann dann?

Der neue Plan: Ausstieg aus der Altersspirale

Es traf sich gut, dass mittlerweile Spätherbst war. An Sport im Freien war nicht zu denken, da ich Temperaturen unter 15 Grad prinzipiell unzumutbar fand. Ich erinnerte mich dunkel an meine Zeit Ende 20. Damals war ich kurz Mitglied eines Fitnessclubs gewesen und auf Jane Fondas Aerobicwelle mitgeschwommen. Dort hatte ich auch gelegentlich an Maschinen trainiert. Das war zwar äußerst langweilig gewesen. Ich erinnerte mich aber deutlich an das gute Gefühl, als ich plötzlich meine Muskeln spürte und auf eine schöne, angenehme Art rundlicher und kräftiger wurde.

Krafttraining verbunden mit einem Minimalprogramm an Ausdauertraining erschien mir die geeignete Strategie, um dem schleichenden Altersverfall entgegenzuwirken. Einige Google-Stunden später hatte ich das beste Angebot gefunden: einen Fitnessclub in der nahe gelegenen Kleinstadt Wildeshausen. Schon der Name *Auszeit* und die Tatsache, dass eine üppige Saunalandschaft dazugehörte, signalisierte, dass das Ganze auf die Zielgruppe 40plus zugeschnitten war und nicht auf Schwarzenegger-Wannabes. Ich meldete mich an und legte los. Neben dem Gerätetraining gab es diverse Kursangebote. Ich probierte nach meinen üblichen Schwellen- und Versagensängsten (Oh Gott – schaffe ich das?) Indoor Cycling aus: Menschen aller Altersgruppen und Gewichtsklassen saßen dort im Halbdunkel auf Standfahrrädern und folgten dem Kommando von Chrissi, einer phänomenal sympathischen und energischen Drillinstruktorin, die gegen ohrenbetäubende Rockmusik anschrie. Auf einer Megaleinwand suggerierte ein Video, man fahre einen Uferweg von New Jersey entlang. In der Ferne grüßte die Skyline von Manhattan. Dass man sich dabei zuweilen tierisch anstrengen musste, ging bei dieser Reizüberflutung fast unter. Ich war hingerissen: Das war die ideale Alternative zu den langweiligen Waldläufen.

Wo wartet eine neue Herausforderung?

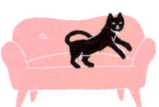

Wenige Wochen später – es war Dezember – fiel mein Blick nach dem Training auf ein Plakat mit der Überschrift »Mein erster Triathlon«. Das Ziel war die Teilnahme an einem Volkstriathlon an der nahe gelegenen Thülsfelder Talsperre. Die *Auszeit* organisierte das Training für eine zu gründende Anfängergruppe. Ich spürte eine leise, unerklärliche Sehnsucht, dabei zu sein. Nach meinem New-York-Lauf brauchte ich ein neues Ziel. Und außerdem fand ich es viel schöner, Teil einer Trainingsgruppe zu sein, als alleine vor mich hin zu murksen. Die Distanzen wirkten machbar: 500 Meter Schwimmen, 20 Kilometer Radeln, 5 Kilometer Laufen. Laufen? Ich hatte ja schon das Doppelte absolviert – zwar im Schneckentempo mit diversen Fotografier- und Verschnaufpausen, aber immerhin. Da ich auch locker 1000 Meter Schwimmen konnte, ohne unterzugehen, spielte ich in einem meiner gelegentlich auftretenden Anfälle von grandioser Selbstüberschätzung gleich damit, mich für die olympische Kurzdistanz anzumelden (1500 Meter Schwimmen, 10 Kilometer Laufen, 40 Kilometer auf dem Rad). Das Radfahren konnte ich überhaupt nicht einschätzen, denn ich konnte zwar Rad fahren, besaß aber kein Fahrrad. Ich war in den letzten 30 Jahren auch noch nie weiter als drei Kilometer gefahren. Warum auch – Rad fahren war prinzipiell genauso wie Laufen doof, langweilig und viel zu anstrengend.

Zu Hause angekommen, schaute ich erst mal auf die Ergebnisliste des Vorjahres. In meiner Altersklasse W60 (also Frauen zwischen 60 und 64) gab es im Volkstriathlon drei Starterinnen, die alle mit grandiosen Zeiten gefinished hatten. Grandios gemessen an meinem nicht vorhandenen Leistungsstand. Den Gedanken an die olympische Distanz begrub ich umgehend. Natürlich kann selbst ein untrainierter Mensch eine Triathlon-Sprintdistanz zurücklegen – zur Not kann man am Schluss gehen oder kriechen, wenn einem die Luft ausgeht (ohne Spaß – hier ein Auszug aus den *Ironman*-Regeln: »Laufen Verhalten Paragraf 6.01 Allgemeines a) Die Teilnehmer müssen laufen, gehen oder kriechen.«).

Die Frage lautete bei Licht betrachtet nicht »Schaffe ich das?«, sondern: »Kann ich es mit meinem Ego vereinbaren, mit Abstand Letzte zu werden?« Spoiler alert: eigentlich nicht. Uneigentlich auch nicht.

Natürlich meldeten sich sofort diverse weitere Stimmen aus der Abteilung »Selbstsabotage«: Du bist zu alt. Du machst dich lächerlich. Du bist seit Monaten keinen Meter mehr gelaufen. Ausdauersport ist doof. Du wirst die ganze Gruppe aufhalten, weil du die Älteste und damit automatisch die Langsamste bist.

    Zwei Wochen ging ich an dem Plakat vorbei und erinnerte mich an den schönen Satz: »Die sichersten Gefängnisse bestehen nicht aus Beton und Stahl, sondern aus dem, was wir über uns und die Welt zu wissen glauben.« Ich wollte raus aus dem Gefängnis der Selbstbeschränkung. Hatte ich nicht selbst meinen Kindern immer wieder gepredigt, sie sollten Dinge ausprobieren, statt sie im Kopf ewig hin und her zu wälzen? Ich nehme meinen ganzen Mut zusammen und gehe mit klopfendem Herzen ins Trainerbüro. Dort sitzt ausgerechnet Sören, der Cheftrainer. Ob noch ein Platz frei sei? Ja, noch genau einer. Okay, das war wohl das Zeichen des Himmels. Ob ich zu alt sei? Ein mildes Lächeln. Nein, das sei ich nicht, dafür könne man prinzipiell nicht zu alt sein. Es gäbe noch andere Teilnehmer in meinem Alter. Mein Repertoire an Ausreden war erschöpft, ich meldete mich an. Ich füllte einen Fragebogen aus. An eine Frage erinnere ich mich genau: Was könnte dich davon abhalten, dein Ziel zu erreichen? Ich musste nicht lange nachdenken und schrieb den Satz »Ich finde Radfahren doof« auf den Zettel, und versäumte nicht, in Klammern ein optimistisches »bis jetzt« hinzuzufügen. Damit war es offiziell: Ich sollte eine Triathletin werden. Sofort war meine Identität um eine (wie ich fand: sehr coole) Facette reicher. Fortan würde ich nicht einfach nur Laufen, Schwimmen oder Rad fahren, was einzeln betrachtet ausgesprochen unspektakulär ist. Ich trainierte für den Triathlon, die Königin unter den Ausdauersportarten. Ich war immer noch ein bisschen moppelig und völlig untrainiert, aber es fühlte sich schon jetzt gut an.

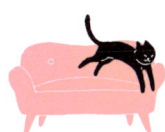

Die sichersten Gefängnisse bestehen nicht aus Beton und Stahl, sondern aus dem, was wir über uns und die Welt zu wissen glauben.

Unser Trainingsplan im Winter bestand darin, samstags in der Gruppe abwechselnd zu laufen und zu schwimmen und einmal wöchentlich *Indoor Cycling* zu betreiben. Natürlich war es jedem freigestellt, individuell mehr zu trainieren. So fand ich mich im Januar an einem Samstagmorgen bei ein Grad minus zum Lauftraining ein. Niemals wäre ich aus eigenem Antrieb im Winter zum Laufen vor die Tür gegangen. Schon der Gedanke daran ließ mich frieren. Doch nun gab es keine Ausreden: Der Gruppendruck wirkte. Ich ordnete mich natürlich der Krampengruppe zu. Erstaunlicherweise gab es den einen oder anderen, der noch schlechter drauf war als ich, und so trabte ich tapfer im hinteren Mittelfeld. Die kalte Luft schmerzte in den Lungen. Nach zwei Kilometern wollte ich umdrehen, was ich aus Angst vor Gesichtsverlust natürlich nicht tat. Unsere großartige Trainerin Swantje legte genau die richtige Mischung aus strahlend guter Laune, liebevoller Unterstützung und unbarmherziger Anfeuerung an den Tag. Sie ließ uns gegen Ende bei lockerem Trab ein Kennenlernspiel absolvieren. Binnen einer halben Stunde hatte ich fünf neue Leute kennen gelernt. Die Lungen waren darüber vergessen. Die Sonne schien über den frostigen Wiesen. Ich fühlte mich heldenhaft. Ich, die antriebslose Wärmflasche, hatte meinen inneren Schweinehund und meine negativen Programmierungen besiegt. Ich hatte nicht die Rolle des peinlichen Bremsklotzes übernommen (bei Licht betrachtet war das niemand in der Gruppe). Als ich zu Hause frisch geduscht in die Klamotten stieg, war ich gelöst und happy. So gut war ich gefühlt seit 30 Jahren nicht mehr in ein Wochenende gestartet.

Die nächste Herausforderung: Fahrradfahren!

Da ich beim Lauftraining nicht erfroren war, fasste ich den Entschluss, mit dem Radfahren nicht zu warten, bis die Temperaturen auf über 20 Grad gestiegen waren. In sieben Monaten sollte ich 20 Kilometer im Renntempo zurücklegen, da sollte ich so langsam aus den Puschen kommen. Ein Fahrrad musste her. Mein muttimäßiges Tourenrad hatte ich schon vor Jahren meiner Tochter vermacht. Das hatte ich in den letzten acht Jahren zweimal für exakt einen Monat benutzt, und zwar immer dann, wenn ich wegen zu schnellen Fahrens meinen Führerschein hatte abgeben müssen. In dieser Zeit fuhr ich ab und an ins drei Kilometer entfernte Dorf, um Lebensmittel einzukaufen. Drei Kilometer fand ich schon ganz schön weit. Wirklich berauschend waren diese Ausflüge nicht, aber jedes Mal schwor ich Stein und Bein, dass ich nach dem Absitzen beziehungsweise Abradeln meines Fahrverbotes das Auto freiwillig würde stehen lassen – allein schon der Umwelt zuliebe. Und weil ich immer das befriedigende Heldengefühl schätzte, wenn ich das Rad zu Hause wieder in den Schuppen stellte. Natürlich blieb es bei den Vorsätzen. Sobald ich wieder mobil war, wurde ausschließlich das Auto benutzt, und das Fahrrad blieb, wo es war, bis zur nächsten Führerschein-Auszeit.

Das sollte jetzt anders werden, denn schließlich hatte ich die neue Identität »Triathletin in spe« angenommen und musste dementsprechend trainieren. Gleich ein Rennrad kaufen? Ich befürchtete, dass es wieder so ausgehen würde wie immer: Unter großem Trara wird eine Sportausrüstung angeschafft, die 99,9 Prozent der Zeit im Keller vor sich hin gammelt. Würde ich es überhaupt bis zum Triathlon schaffen? Was wäre dann mit dem teuren Rad? So wie ich mich kannte, würde ich es dreimal benutzen und nach Ablauf einer Schamfrist verschenken oder für lächerliches Geld bei *ebay* verscheppern.

Ich befragte stundenlang Dr. Google und kam zu dem Ergebnis, dass ein Fitness Bike für mich das Richtige sein würde: schmale Reifen und eine Gangschaltung wie ein Rennrad, aber mit einem normalen Lenker. Ich klickte mich durch alle einschlägigen Online-Fahrradshops. Ich kaufte das Fahrrad dann so, wie ich Wein kaufe: nach dem Etikett und ohne störende Fachkenntnis. Da ich nach meiner Einschätzung sowieso kaum Unterschiede zwischen einzelnen Mo-

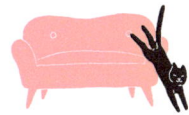

dellen bemerken würde, ließ ich mich von den Kriterien »cooles Design/Marke« und »Sonderangebot« leiten. Ich schlug dann bei einem herabgesetzten *Canyon* Bike zu. Später fiel mir auf, dass *Canyon* der Ausrüster diverser Tour-de-France-Teams und der Ironman-Elite war. Ich hatte das Geld also auch ausgegeben, um die individuelle Betreuung von Jan Frodeno und Co. zu finanzieren. Egal. Die brauchen auch Unterstützung!

Eine Woche später kam das Objekt der Begierde an. Ich hievte es aus dem Karton und war sofort mördermäßig beeindruckt, wie leicht es war. An einem sonnigen Sonntagmorgen im Februar fuhr ich dick eingemummelt bei 3 Grad plus die 18 Kilometer zum Krafttraining in meinen geliebten Fitnessclub, die *Auszeit*. Vom *Indoor Cycling* hatte ich mittlerweile gelernt, dass ich durchaus eine Stunde Gas geben konnte, ohne danach ohnmächtig vom Rad zu fallen, und diese Fähigkeit glaubte ich nun auch Outdoor zu besitzen.

Radfahren in der Gruppe ist das Allergrößte!

Ich setzte mich auf mein *Canyon*, fuhr ein paar hundert Meter und wusste: Das ist es! Ich hatte die letzten 55 Jahre auf den falschen Rädern gesessen. Radfahren war der Hammer. Es war schnell und auch ein bisschen gefährlich; genau die Kombination, die ich aus meinen Lieblingssportarten Skifahren, Reiten und Windsurfen kannte. Nur anstrengender. Mit weiteren Details meiner wachsenden Fahrradliebe möchte ich dich nicht langweilen. Hier nur so viel: Im Sommer, als klar war, dass meine Liebe zum Radsport eher einem ewigen Licht, statt einer Wunderkerze glich, kaufte ich mir ein Rennrad. Unsere Trainingsgruppe wechselte vom *Indoor Cycling* auf die Straße. In einer Gruppe Radzufahren ist das Allergrößte: Selbst in der größten Bruthitze kühlt der Fahrtwind, das Surren der Ketten, das Windschattenfahren und das Gefühl, Teil eines Schwarms zu sein, sind unbeschreiblich schön – insbesondere wenn man durch das wunderbare Norddeutschland fährt. Im Flachland zu leben, war für meine Fahrradliebe sehr förderlich. Woher Menschen die Kraft und Motivation nehmen, sich lange Bergpässe hoch zu quälen, ist mir nach wie vor ein Rätsel.

Das erste Schwimmtraining – ein Desaster

Das erste Schwimmtraining war das erwartete Desaster. Ich war eine durchschnittlich-passable Brustschwimmerin, was in meiner Wertewelt bedeutete: Ich konnte theoretisch eine Stunde am Stück schwimmen, ohne unterzugehen. Nicht, dass ich eine regelmäßige Schwimmerin war. Im Gegenteil: Jedes Jahr kaufte ich mir am ersten heißen Tag eine Zehnerkarte für das nahe gelegene Harpstedter Freibad, verbunden mit dem guten Vorsatz, in diesem Sommer regelmäßig etwas für meine Gesundheit zu tun. Im Spätherbst wanderte dann die zweimal abgeknipste Karte in die Papiertonne. Im nächsten Frühsommer kaufte ich unverdrossen wieder eine Karte, denn diesmal würde ich ganz bestimmt mehr schwimmen! Wie das eben so ist mit den guten Vorsätzen ...

Ich hatte mir nun vorgenommen, auf Kraul beziehungsweise Freistil umzusteigen. Im Jahr zuvor hatte ich meinen Bruder beim *Ironman* Hamburg angefeuert und war damals höchst erstaunt, dass es selbst unter den austrainierten Superathleten – in diese Kategorie fielen für mich ausnahmslos alle Starter aller Altersgruppen – welche gab, die Brust schwammen. Ab und zu konnte man merkwürdigerweise sogar Rückenschwimmer beobachten. Für mich stand fest, dass ich mich dem Mainstream anpassen wollte, was hieß: Freistil lernen. Um mich nicht komplett zu blamieren, hatte ich mir das eine oder andere *YouTube*-Tutorial angeschaut und vor dem ersten Gruppentraining geübt. Es stellte sich später heraus, dass das für Nullmotoriker wie mich ungefähr die schwachsinnigste Methode war, um Freistil zu erlernen.

Es ging im Training zu wie beim Laufen: Sofort trennte sich die Spreu vom Weizen. Die Profis warfen sich ins Wasser und zogen schnittig ihre Bahnen. Der andere Teil der Gruppe bestand aus Leuten, die ihr Leben bis zu diesem Tag brustschwimmend gefristet hatten. Zu dieser Gruppe gehörte natürlich auch ich. Wir mühten uns nach Kräften, die Ansagen des Trainers umzusetzen. Hier nur so viel und unter uns: Von acht Brustschwimmern schwammen sieben nach einem halben Jahr Schwimmtraining immer noch Brust. Allerdings schneller als zuvor. Zu diesen sieben zählte auch ich.

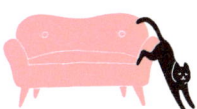

Im Mai durfte unsere Gruppe an einem Trainingswettkampf beim Triathlonverein des Nachbardorfes Harpstedt teilnehmen. Wochenlang freute ich mich zu 80 Prozent wie Bolle auf diesen ersten Praxistest. Die restlichen 20 Prozent quälte ich mich mit den bekannten Versagensängsten: Ich bin die peinliche, moppelige Alte, die als Letzte durchs Ziel wankt. Mein Minimalziel lautete: ankommen. Mein Optimalziel: auf der Laufstrecke durchhalten und auf Gehpausen verzichten. Zur Feier des Tages hatte ich einen sogenannten Triathlon-Einteiler erworben: einen Anzug, der saß wie eine Wurstpelle und in dem man schwimmen, biken und laufen kann. Die vierte Disziplin im Triathlon ist der Wechsel zwischen den Sportarten. Wenn man auf allen drei Etappen den gleichen Dress trägt, muss man nur Schuhe und Kopfbedeckung wechseln und spart entsprechend Zeit. Außerdem ist es aus naheliegenden Gründen unschön, vor aller Augen aus dem Badeanzug zu steigen und sich in Rad- und Laufbekleidung zu werfen.

Der erste Test: zwischen Vorfreude und Versagensängsten

Ich erinnere mich, dass es an dem großen Tag ziemlich kalt war. Ich wurde meiner Rolle als Alterspräsidentin gerecht und stieg als eine der Letzten aus dem Wasser. Ich quetschte mich in die Radschuhe, setzte mich in dem feuchten Anzug aufs Rad und trat in die Pedale, als ginge es um mein Leben. Mein Adrenalinpegel war so hoch, dass ich die Kälte gar nicht bemerkte. Mein *Canyon* ließ mich nicht im Stich. Auf der Radstrecke überholte ich etliche Mitstreiter, die sich auf Mountainbikes und Tourenrädern abstrampelten. Spätestens jetzt entdeckte ich, dass ich nicht der Typ bin für »einfach mitmachen«. Ich mag Wettkämpfe auf meine eigene, unverbissene Art. Die 20 Kilometer vergingen wie im Fluge. Als ich wieder am Freibad ankam und auf die Laufstrecke wechselte, war ich alle. Komplett alle. Die folgenden fünf Kilometer trabte ich kraftlos vor mich hin. Jeder Meter kam mir wie eine Ewigkeit vor. Es war auch wenig hilfreich, dass ich das Laufen nach wie vor anstrengend und langweilig fand, und mir das auch innerlich vorjammerte. Nach und nach zogen alle, die ich auf der Radstrecke einkassiert hatte, an mir vorbei. Die Strecke verlief zufällig nah an meinem Haus vorbei, und ich musste kurz der Versuchung widerstehen, einfach abzubiegen und mich ins Bett zu legen. Ausgedörrt und entkräftet schleppte ich mich Richtung Ziel. Als es in Sichtweite kam, überfiel mich das bekannte tiefe Glücksgefühl, das ich immer habe, wenn ich meine innere Heulerei überwunden habe – eine Mischung aus »Gut, dass es vorbei ist« und »Ich bin die Allergrößte«.

Meine Ziele – ankommen und zwischendurch nicht gehen – hatte ich erreicht. Noch tiefer saß das Gefühl, dass ich jetzt dazugehörte. Die alte Identität der moppeligen, schlappen, sich dem Schicksal des *Downsizing* ergebenden Kerstin hatte ich abgelegt. Zumindest für heute. Jetzt hatte meine Identität eine neue Facette: Ich fühlte mich nach einem ersten inoffiziellen Wettkampf schon fast als Triathletin. Offensichtlich war ich die Einzige in der Gruppe, die sich fühlte, als habe sie gerade eine entscheidende Metamorphose durchlebt. Allseits wurden die Fahrräder und das Equipment verstaut, und ruckzuck war der Parkplatz leer. War nur mir zum Feiern zumute?

Der Fortschritt verläuft im Schneckentempo

Der Rest des Sommers verging. Das Training wurde immer anstrengender. Ich wurde immer frustrierter. Es schien überhaupt nicht voranzugehen. Ich erinnerte mich an die wenigen Male, als ich in jungen Jahren »trainiert« hatte. An der Universität in Würzburg gab es am Anfang jedes Wintersemesters einen für alle Studenten offenen Kurs namens Skigymnastik. Bei dem Wort Gymnastik ist man geneigt, an Kniebeugen und Stretching zu denken. Diese »Gymnastik« entpuppte sich als 90-minütige Tour de Force mit einem Wechsel von Ausdauer- und Kraftübungen. Nach dem ersten Training kroch ich die Stufen der Sporthalle hinunter und kam zwei Tage später vor Muskelkater kaum aus dem Bett. Doch von Woche zu Woche fühlte ich mich besser und fitter. Es frustrierte mich unsäglich, dass das nun mit 60 komplett anders war. Ich hatte das Gefühl, überhaupt nicht vom Fleck zu kommen. Neben dem schon erwähnten *Indoor Cycling*

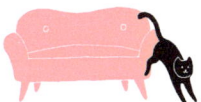

versuchte ich jede Woche, an Chrissis *HIIT-Tabata*-Kurs teilzunehmen. *HIIT* steht für hoch intensives Intervalltraining und ist für untrainierte alte Menschen genau so furchtbar, wie es sich anhört: Man gibt 20 Sekunden Vollgas und hat dann 10 Sekunden Pause. Jede Übung macht man achtmal, dann eine Minute Pause bis zur nächsten Einheit. Nach drei Monaten fühlte ich mich noch genau so überfordert wie beim ersten Mal. Von Fortschritt keine Rede. Ich klagte Chrissi mein Leid und bekam ein paar aufmunternde Worte mit auf den Weg. Es dauerte dann fast neun Monate, bis ich eine deutliche Verbesserung spürte. Nach einem Jahr war ich so weit fit, dass ich noch locker eine Stunde *Indoor Cycling* dranhängen konnte. Ich hatte etwas Wichtiges gelernt: Dranbleiben lohnt sich. Der Fortschritt verläuft im Schneckentempo. Das Gute: Es geht um die 60 immer noch wesentlich schneller bergauf, als es bergab geht.

Am 5. August 2018 war es dann so weit: Der große Tag des ersten Triathlons war gekommen. Wegen Blaualgen war die Talsperre für das Schwimmen gesperrt, stattdessen durften wir zusätzlich 2,5 Kilometer laufen. Ich hatte mir wieder ein Minimalziel gesetzt: Die ganze Zeit über Spaß zu haben und die abschließenden 5 Kilometer ohne Gehpausen zu laufen. Und Spaß hatte ich! Das Wetter war großartig. Meine Lieblingsschwester Hjördis war eigens aus Köln angereist, um mich moralisch zu unterstützen. Mit 23 Leuten waren wir die größte »Vereinsmannschaft« am Start. Tatsächlich waren mit Ausnahme von zwei Verletzten alle im Januar gestarteten Neu-Triathleten am Ziel ihrer Träume angekommen. Ich hatte meine 66 Kilo am Morgen in den Anzug geworfen, auf Vorrat gegessen und getrunken und stand mit ein paar hundert weiteren Hobbyathleten am Start der Laufstrecke. Ich war so stolz auf mich. Ein leichter Horror überfiel mich angesichts der bevorstehenden Hechelei, aber mir war klar, dass ich danach eine Andere sein würde.

Los ging's! Schon nach kurzer Zeit waren meine Mitläufer enteilt; und ich versuchte in angemessenem Tempo einigermaßen dranzubleiben. Beim Radfahren konnte ich viele überholen, was den Spaß an der Sache erheblich steigerte. Danach war ich genauso kaputt wie bei unserem Probewettkampf. Diesmal ließ ich mir das Laufen allerdings nicht von meiner miesen Laune verderben, sondern zog durch, was ich mir vorgenommen hatte: Ich genoss jeden Schritt, der mich dem Ziel näher brachte. Als ich durchs Ziel lief, war ich glücklich und stolz. Eins war klar: Ich würde weitermachen.

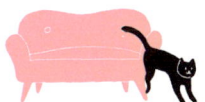

KAPITEL 3

Schrecken bis zum Ende

Warum uns das Gesundheitssystem krank macht

Diese Geschichte habe ich nicht aufgeschrieben, um Werbung für Triathlon zu machen oder dich in irgendeiner Weise für Leistungssport zu begeistern. Sie soll auch nicht dazu ermutigen, abzunehmen. Dass ich im Laufe der Zeit 15 Kilo verlor, war eine angenehme Begleiterscheinung, aber niemals der Grund meines Trainings. Und ganz besonders geht es hier nicht um »Anti-Aging« im Sinne von: Wie mache ich meiner Umwelt weis, dass ich mindestens 15 Jahre jünger aussehe, als ich tatsächlich bin. Ich habe meine Geschichte aufgeschrieben, um dich zu ermutigen, die Abwärtsspirale des körperlichen Verfalls zu stoppen – ganz egal, mit welcher Sportart, und völlig unabhängig davon, wie wohl du dich mit deinem Gewicht fühlst. Und ganz egal, wie alt du jetzt bist. Der Grunde ist ganz einfach: Die Art und Weise, wie wir alt werden und wie wir unsere letzten Lebensjahre verbringen, hat sich dramatisch verändert und wird sich weiter verändern. Leider nicht zum Guten.

Mächtige Kräfte lassen uns möglichst lange möglichst krank am Leben bleiben.

Es gibt mächtige Kräfte, die dafür sorgen, dass wir möglichst lange möglichst krank am Leben bleiben. Ein riesiger Industrie- und Dienstleistungsapparat lebt gut und gern davon, uns dauerhaft abhängig von Implantaten, Medikamenten, Diagnostik, Therapien und Pflege zu machen. Mentale und körperliche Fitness sind ein guter Weg, um diesen persönlichen und gesellschaftlichen Albtraum abzuwenden.

> **Faktencheck**
>
> **Hier einige Zahlen und Trends: Unsere Lebenserwartung steigt in jedem Jahrzehnt um rund 2,5 Jahre. Wer um 1900 geboren wurde, hatte eine Lebenserwartung von nur 40 Jahren. Neugeborene Mädchen können sich heute auf 93, Jungen auf 90 Lebensjahre freuen. Ob es auf den letzten Metern eine wirkliche Freude sein wird, ist allerdings mehr als fraglich. Dass wir länger leben, hat weniger damit zu tun, dass wir gesünder und besser leben, sondern damit, dass chronische Krankheiten besser behandelt werden. Wir bleiben ganz einfach länger krank.**

Wir werden das letzte Jahrzehnt unseres Daseins nicht auf unserer Yacht verbringen und mit einem Drink in der Hand dem Sonnenuntergang entgegendämmern, wie uns die Werbung der Banken und Sparkassen weismachen will. Dank Nullzinspolitik können wir uns stattdessen frühzeitig daran gewöhnen, unser Glück aus weniger kostenintensiven Quellen zu schöpfen – es sei denn, du gehörst zur kleinen Gruppe der finanziellen Oberklasse: Die hat schon aufgrund ihres Einkommens eine um sieben Jahre höhere Lebenserwartung. Und sie kann sich diese zusätzlichen Jahre durch ein Heer von Dienstleistern erträglicher gestalten. Sehr vielen von uns Normalsterblichen droht ein relativ langes Siechtum in Altersarmut, wenn wir unser Schicksal nicht selbst in die Hand nehmen.

Weltweit wird in den Konzernen rund um Biotech, Big Pharma und Medizintechnik daran gearbeitet, uns möglichst lange am Leben zu erhalten. In der mit 1,5 Milliarden Dollar Startkapital ausgestatteten Alphabet-Tochter Calico arbeiten Forscher im Auftrag der Google-Gründer Sergej Brin und Larry Page – die verständlicherweise ihre zahlreichen Milliarden und ihre Macht noch ein paar Jahre länger

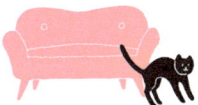

genießen möchten – sogar gleich an der Unsterblichkeit. Dabei werden zwei Strategien verfolgt: Über Genmanipulation soll der Alterungsprozess des Körpers ausgeschaltet werden. Und man versucht, das Bewusstsein zu digitalisieren und es auf einem wie auch immer zum »Leben« fähigen Datenträger zu konservieren.

Egal, wie sie zustande kommen wird: Die Unsterblichkeit wird mit tödlicher Sicherheit ein überaus einträgliches Geschäft sein, denn sie wird sich einer verlässlichen Nachfrage erfreuen. Kein Mensch möchte freiwillig leiden, und nur sehr wenige wollen freiwillig sterben. Also werden wir alles mit uns machen lassen, um schmerzfrei weiterzuleben. Zumal wir die derzeit per Krankenschein verfügbare Lebensverlängerung zum erschwinglichen Festpreis oder nahezu zum Nulltarif bekommen: Die finanziellen Kosten tragen in unserem Sozialsystem alle – auch die Jüngeren und Gesunden. Sie tun das in dem Wissen, selbst später für kleines Geld alles aus dem System herausholen zu können, und weil sie einfach keine andere Wahl haben. Keine Partei wagt es, sich mit »altenfeindlichen« Beschlüssen unbeliebt zu machen. Unser System bietet wegen des Solidaritätsprinzips keinerlei finanzielle Anreize, sich gesund zu erhalten: Wer sein Krankheitsrisiko dramatisch erhöht, weil er sich nicht bewegt, raucht, trinkt und übermäßig isst, zahlt die gleichen Beiträge wie jemand mit einem gesunden Lebensstil.

Warum du dich selbst um deine Gesundheit kümmern musst:
- In unserem Gesundheitssystem wird nur mit Kranken, aber nicht mit Gesunden Geld verdient.
- Für Prävention werden nur lächerliche Beträge aufgewendet.
- Das Solidaritätsprinzip befreit uns von den finanziellen Folgen eines ungesunden Lebensstils.

Aus leicht nachvollziehbaren Gründen hat unser sogenanntes Gesundheitssystem (das eigentlich Krankheitssystem heißen müsste) kein Interesse an gesunden Menschen, denn es ist so konstruiert, dass man nur mit Kranken, nicht aber mit Gesunden Geld verdient. Je kranker wir alt werden, desto besser für Ärzte, Apotheker, Krankenhäuser und Pflegedienste sowie für alle die Unternehmen, die diese Dienstleister mit Medikamenten, Medizintechnik, Leiharbeitern, Fortbildungen, Kapital und Immobilien beliefern. Selbst die Krankenkassen haben bei Licht betrachtet kein übersteigertes Interesse an einer völlig gesunden Bevölkerung, denn dann würden sie ihrer Existenzgrundlage beraubt. Es ist keineswegs so, dass Konzernvorstände oder Ärztevertreter in konspirativen Sitzungen überlegen, wie sie unsere lebenslange Abhängigkeit von Pillen und Prothesen noch verschärfen können, wie manche Verschwörungserzähler glauben. Unser Wirtschaftssystem ist aber so ausgelegt, dass es für jedes Problem eine Lösung produziert: Ist jemand krank, übergewichtig, depressiv, so gibt es in kurzer Zeit jemanden, der dafür eine Lösung entwickelt und Geld damit verdient. Je mehr Probleme, desto besser: mehr Arbeitsplätze, mehr Umsatz, mehr Steueraufkommen und so fort. Das System ist nicht darauf angelegt, dass Probleme gar nicht erst entstehen. Außer es findet sich jemand, der auch für dieses »Problem«, also die Prävention, bereit ist, zu bezahlen. Gesamtgesellschaftlich und kurzsichtig betrachtet, tust du also ein gutes Werk, wenn du chronisch krank bist. Nur dir selbst und deinen Liebsten tust du keinen Gefallen.

Je mehr gesundheitliche Probleme es gibt, desto mehr Umsatz macht die Krankheitsindustrie.

Uns gesund zu erhalten, ist unsere Sache: Wir selbst sind verantwortlich, etwa indem wir zu Vorsorgeuntersuchungen gehen sowie Körper und Seele fit halten. Dass der Gesetzgeber kaum motiviert ist, uns davon abzuhalten, uns systematisch gesundheitlich zu ruinieren, sieht man am Präventionsgesetz: 2004 war es »lesungsreif« und wurde erst mal im Bundestag debattiert. Bis zur Verabschiedung dauerte es dann bis 2016.

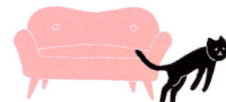

Faktencheck Die Sozialversicherungen werden gezwungen, einen kleinen Prozentsatz ihrer Budgets für Prävention und Verhaltenssteuerungen auszugeben. Das sind aktuell ungefähr 7,50 Euro pro Versicherten und Jahr. Die Pflegekassen gaben 2018 sensationelle 15 Cent pro Versicherten dafür aus, dass ihre Schäfchen nicht frühzeitig im Altersheim landen.[2]

Man könnte fast meinen, man wolle an der Misere nichts ändern. Aber es ist gute Tradition, dass wir per Gesetz und EU-Verordnungen vor böswilligen Anderen geschützt werden (zum Beispiel vor nicht-normierten Gurken), nicht aber vor uns selbst. In den Schulen dürfen wir lernen, wie wir die dritte Wurzel aus 434 ziehen, nicht aber einfachste Grundlagen eines gelungenen Lebens. So können wir weiterhin unbedarft unsere Kinder fürs Leben beschädigen, indem wir sie vernachlässigen oder überbehüten, oder uns selbst mit Messer, Gabel und Bequemlichkeit körperlich ruinieren.

Um nicht missverstanden zu werden: Natürlich soll jeder Mensch die Freiheit haben, seine eigenen Entscheidungen zu treffen und mit den Folgen zu leben. Wir sollten aber zumindest theoretisch wissen, dass und wie es anders geht, um dann eine mündige und bewusste Entscheidung zu treffen. Es ist völlig klar, dass die Krankheitskosten völlig aus dem Ruder laufen werden, wenn die zwischen 1955 und 1969 geborenen Babyboomer-Jahrgänge ins Ersatzteilalter kommen. An Rationierungen, wie sie im britischen Gesundheitssystem gang und gäbe sind, traut sich hierzulande kein Politiker auch nur zu denken, geschweige denn darüber zu reden. Sie fürchten zu recht die Rache der Alten auf dem Stimmzettel. Es ist hierzulande kaum denkbar, dass über 70-Jährige in zwei von drei Fällen keine Dialyse bekommen, oder dass Herz-OPs aus Altersgründen abgelehnt werden. Hierzulande wird lieber verdeckt rationiert, was auch nicht wirklich besser ist, etwa, indem man monatelang auf eine OP warten muss. Bleibt alles so, wie es ist, hinterlassen wir unseren Kindern nicht nur Berge von Staatsschulden und Atommüll, eine marode Infrastruktur sowie zerstörte Lebensgrundlagen, sondern auch eine beträchtliche Anzahl von Menschen, deren Renten und Pflegekosten sie finanzieren dürfen. Diese »Kinder« werden übrigens selbst zwischen 50 und 70 sein, wenn ihre greisen Eltern ihre letzten Tage auf Erden fristen.

Faktencheck

Sieben von zehn hochbetagten Frauen sind pflegebedürftig. Viele sind im Pflegefall von Altersarmut bedroht.

Besonders Frauen sollten sich überlegen, wie sie alt werden wollen. Von den über 90-Jährigen ist »nur« jeder zweite Mann pflegebedürftig, aber sieben von zehn Frauen. Diese Diskrepanz geht zum Teil darauf zurück, dass Männer häufig von ihren Frauen gepflegt werden und gar nicht in der Statistik auftauchen, und dass Frauen in diesem Alter fast immer alleinstehend sind, weil ihre älteren Ehemänner bereits verstorben sind. Dieses Phänomen wird mit dem Begriff Morbiditäts- und Sterblichkeitsparadoxon (*Morbidity-mortality paradox*[3]) beschrieben: Demnach haben Frauen zwar eine höhere Lebenserwartung als Männer, sind aber öfter krank und verbringen mehr Zeit im Krankenhaus.

Frauen sind in noch viel höherem Maße als Männer von Altersarmut betroffen, insbesondere wenn eine Heimunterbringung droht. Da die Pflegeversicherung nur einen Teil der Kosten trägt, schmelzen Ersparnisse und sonstiges Vermögen ruckzuck dahin. Einer Untersuchung der AOK Düsseldorf aus dem Jahr 2020 zufolge geht für jeden Dritten Heimbewohner früher oder später der Weg zum Sozialamt.

So wirklich schön ist ein Heimaufenthalt ohnehin nicht. Der Leiter eines Pflegedienstes hatte für mich folgenden Rat: Lernen Sie schnell noch eine osteuropäische Sprache, damit Sie später besser mit Ihren Versorgern kommunizieren können. Obwohl ich mich normalerweise gern als Besserwisserin aufspiele, widerstand ich der Versuchung, damit anzugeben, dass ich stattdessen lieber in meinen Fitnessclub zum Krafttraining gehe. Außerdem glaube ich unverdrossen an den Fortschritt in der Digitalisierung und gehe davon aus, dass der *Google Translator* das demnächst für mich in Echtzeit übernehmen wird, sollte ich nach einem Fahrradunfall doch noch unverhofft als Pflegefall enden.

Die gesamtwirtschaftlichen Kosten pflegebedürftiger Menschen werden dir relativ egal sein; vor allem wenn du selbst keine Kinder hast (die die Kosten tragen) und wenn du nicht an Wiedergeburt glaubst und damit nicht fürchten

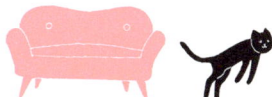

musst, den ganzen Schlamassel im nächsten Leben zu erben. Ich wollte mit dem vorangegangenen Abschnitt auch lediglich andeuten, dass es mächtige Kräfte gibt, die absolut kein Interesse daran haben, dass du gesund und vital alt wirst. Je länger du vor dich hinsiechst, desto mehr Umsatz macht die Krankheitsindustrie, und desto besser geht es ihr. Dass unsere Lebenserwartung steigt und steigt, ist keineswegs ein Indikator für steigenden Wohlstand und ein glückliches Leben, sondern für ein immer längeres Leiden und für Altersarmut. Die Motivation für ein anderes, besseres Leben musst du aus dir selbst heraus schöpfen.

Eine höhere Lebenserwartung heißt nicht automatisch mehr Lebensqualität, sondern oft ein verlängertes Leiden und Altersarmut.

An dieser Stelle kannst du schon einmal spontan überprüfen, welches Leben du im Alter führen willst:

- **Variante A:** Du möchtest möglichst lange ein selbstbestimmtes Leben führen, mobil sein und – wenn dir danach der Sinn steht – mit anderen Menschen oder allein schöne vertraute oder aufregende neue Dinge erleben. Du möchtest morgens schmerzfrei aufstehen und ebenso wieder ins Bett gehen. Du willst dich ohne fremde Hilfe anziehen und duschen. Du möchtest im Vollbesitz deiner Kräfte am Leben deiner Freunde, Kinder und Enkel teilhaben und mit ihnen gemeinsam etwas unternehmen. Wenn du mit ihnen Kontakt hast, dann weil es alle wollen und Freude daran haben.
- **Variante B:** Du freust dich auf ein Leben, in dem du dich endlich nicht mehr darum kümmern musst, selbst für deine täglichen Bedürfnisse zu sorgen. Der Gedanke daran, als Pflegefall keinerlei Aufgaben mehr zu haben, dich im Gemeinschaftsraum an einen gedeckten Tisch zu setzen, vor dem Fernseher oder iPad ausruhen zu können,

> irgendwann gefüttert und gewindelt zu werden, erfüllt dich nicht mit Schrecken, sondern wirkt wie eine verlockende Zukunftsvision. Endlich keine Verantwortung mehr für das eigene Leben tragen! Du vertraust auf den Fortschritt in der Pharmaindustrie, die große und kleine Wehwehchen mit dem richtigen Cocktail aus Schmerzmitteln und Stimmungsaufhellern vertreiben wird. Du glaubst, dass du sicher zu denen gehören wirst, die von Diabetes, Arthrose, Bluthochdruck und Siechtum verschont bleiben. Du vertraust darauf, dass deine Nachkommen viel Freude daran haben werden, dich zu pflegen, weil sie dann endlich die Gelegenheit haben, sich dafür zu bedanken, dass du das Gleiche mit ihnen gemacht hast, als sie klein waren. Und wenn sie keine Freude daran haben und es aus reinem Pflichtgefühl tun: auch egal! Schließlich haben deine Kinder auch nicht nach deiner Motivation gefragt, als sie nächtelang nicht durchschliefen und zu den unmöglichsten Zeiten von dir verlangten, gefüttert, gewindelt und geherzt zu werden. Du hast es gemacht, weil es das Leben so will. Dann können deine Kinder auch für dich sorgen, wenn es so weit ist – egal ob es ihnen »Spaß« macht oder nicht!

Wenn du dir noch nicht schlüssig bist, ob du eher zu Variante A oder B neigst, empfehle ich dir ein Praktikum in einem Pflegeheim und/oder einen ehrlichen (!) Austausch mit pflegebedürftigen Nachbarn und pflegenden Angehörigen. Möglicherweise wirst du dir dann sagen, dass dich dieses Schicksal nicht treffen wird, weil du mit guten Genen beschenkt bist. Oder dass du zu den wenigen Glücklichen gehören wirst, die einfach abends ins Bett gehen und morgens in einer anderen Welt (oder gar nicht) aufwachen. Möglicherweise wirst du spontan zu Antwort A, dem selbstbestimmten Leben, tendieren. Du glaubst aber, dass dich das alles noch nichts angeht und dass du dich damit auseinandersetzen wirst, wenn es wirklich akut wird.

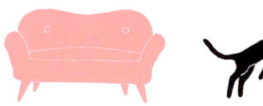

Wie viel Verantwortung tragen wir selbst?

Mit der Gesundheit ist das so eine Sache: Einerseits haben wir selbst in der Hand, wie es uns geht, andererseits gibt es natürlich Ursachen wie Unfälle, Seuchen oder Erbkrankheiten, auf die wir keinerlei Einfluss haben. Die WHO schätzt, dass rund 70 Prozent aller Krankheiten und vorzeitigen Todesfälle auf die sogenannten Zivilisationskrankheiten zurückzuführen sind: Das sind Krankheiten, die in erster Linie die Folge von unguter Ernährung und Bewegungsmangel sind. In unseren Breitengraden, in der wir einen sehr hohen Hygienestandard pflegen und eher weniger von Seuchen bedroht sind, liegt dieser Prozentsatz vermutlich noch höher.[4]

Ich rate dir, deine Entscheidung jetzt zu treffen und jetzt anzufangen. Denn das perfide an der Altersspirale ist, dass sie sich unauffällig dreht. Dass es bereits jetzt schon »akut« ist, wird dir nicht groß auffallen. Und wenn du tatsächlich spürst, dass es deutlich bergab geht, wirst du kaum noch die Energie für einen Umschwung aufbringen.

Wie sich die Abwärtsspirale dreht, wenn du nicht gegensteuerst:

- **Ab 30 bauen die Muskeln ab.**
- **Ersetzt werden sie durch Fett.**
- **Der Grundumsatz sinkt.**
- **Kraft und Beweglichkeit werden weniger.**
- **Der Gleichgewichtssinn schwindet.**
- **Du wirst passiver und zaghafter.**
- **Je weniger du dich forderst, desto schneller geht es bergab.**

Die Altersspirale dreht sich schon vom 30. Lebensjahr an. Wenn du nicht gegensteuerst, verlierst du jedes Jahr bis zu einem Prozent an Muskelmasse. Ersetzt wird sie durch Fett. Je weniger Muskeln du hast, desto mehr fährt dein Körper den Stoffwechsel und den Energieverbrauch herunter. Eiweiße werden immer schlechter verarbeitet und nicht mehr in die Muskeln »eingebaut«, stattdessen lagern sich dort freie Fettsäuren ab. In der Folge legst du unauffällig Gramm um Gramm zu. Deine Garderobe passt du schrittweise an: Alte Teile werden durch neue, größere ersetzt. Ist eine Schmerzgrenze erreicht, probierst du es mit Diäten. Vielleicht hast du auch keine Schmerzgrenze und wirst jedes Jahr einfach dicker und dicker. Da die Diäten meist damit enden, dass du noch mehr zulegst, wirst du sie irgendwann an den Nagel hängen. Weil du mit Job, Kindern, Garten, Hund und Haushalt sowieso schon genug zu tun hast, bleiben Pläne zu Sport und Bewegung auf der Strecke. Schließlich hast du dir am Ende eines langen Arbeitstages ein Stündchen oder zwei auf dem Sofa mehr als verdient. Und das eine oder andere Glas Wein/Bier auch! Höchstwahrscheinlich ist dir vollkommen klar, wie ein gesunder Lebensstil aussieht – jeder Zeitungskiosk hat Dutzende von Titeln, jede Buchhandlung Hunderte von Ratgebern zu Ernährung und Sport im Programm. Doch der berühmte innere Schweinehund muss dir seine Botschaft nur ganz, ganz leise ins Ohr flüstern, und du verstehst ihn nur zu gern: Heute eher nicht! Irgendwann später vielleicht. Du bist jetzt zu müde, zu erschöpft, zu bedürftig.

Wenn du Glück hast, legst du kein Gewicht zu und verlierst lediglich Muskeln. Du hast immer noch die gleiche Kleidergröße wie früher. Doch mit oder ohne Übergewicht verlierst du mit deinen Muskeln deine Kraft und Beweglichkeit. Zeitgleich schwindet auch der Gleichgewichtssinn. Im Rückenmark gehen die sogenannten Motorneuronen verloren, das heißt: Die Muskelfasern werden von weniger Nerven angesteuert. Unbewusst schreckst du immer mehr vor »riskanten« Aktionen zurück. Du suchst nach Halt, wenn du in die Bahn oder ins Flugzeug steigst. Du springst nicht mehr die Mauer hinunter, sondern du steigst vorsichtig ab. Schuhe bindest du nicht mehr einbeinig im Stehen, sondern du bückst dich oder setzt dich hin. Nicht mehr lang und du tauschst die Einkaufstasche durch einen Trolley, den du rückenschonend hinter dir herziehst. Das Treppensteigen hast du sowieso

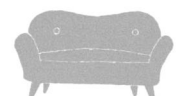

schon lange durch Aufzüge und Rolltreppen ersetzt. Alles das verläuft schleichend, fast unbemerkt. Wenn Sport und Bewegung nie wirklich »dein Ding« waren, werden sie es jetzt erst recht nicht mehr. Den immer schwereren Körper mit immer weniger Muskeln in Bewegung zu setzen, macht noch weniger Spaß als früher.

Wenn du auf die 60 zusteuerst, geht es schneller bergab: Ab jetzt verlierst du jedes Jahr sogar bis zu drei Prozent deiner Muskelmasse – und ersetzt auch diese durch Fett. Jetzt dreht sich die Abwärtsspirale schon merkbar schneller: Du wirst noch schwächer und unsicherer, du bewegst dich noch weniger – und die Muskelmasse geht noch weiter zurück. Steuerst du nicht gegen, wird der Muskelschwund krankhaft – Mediziner sprechen von Sarkopenie. Diese wiederum mündet in der typischen Gebrechlichkeit, die dich direkt ins Altersheim und in die Pflege befördert: Zum Muskelschwund gesellen sich Über- oder Unterernährung, chronische Entzündungen und permanente Erschöpfung. Experten sprechen auch vom *Frailty-Syndrom*. Diese Gebrechlichkeit steht in engem Zusammenhang mit Altersdepressionen: Verlierst du deine Selbständigkeit, läufst du Gefahr, depressiv zu werden. Wenn du umgekehrt schon in jüngeren Jahren eine Neigung zu depressiven Verstimmungen hast, leistet diese aufgrund der damit verbundenen Antriebslosigkeit dem Muskelschwund Vorschub. Wenn du jetzt stürzt und dir die Knochen brichst, ist die Wahrscheinlichkeit sehr groß, dass du nur noch ganz schwer auf die Beine kommst, noch unsicherer wirst und noch passiver.

Die gute Nachricht: Du kannst den Verfall deiner Kräfte jederzeit stoppen.

Für Veränderungen aller Art brauchen wir einen Grund, ein Motiv – also Motivation. Das lateinische Verb *movere* (bewegen oder antreiben) stand Pate für dieses bis dato noch nicht restlos geklärte Phänomen in der Psychologie. Wie mit allem, was mit Gefühlen zu tun hat, ist die Wissenschaft noch weit entfernt von einem generellen Konsens über Zweck, Ursache und Therapie von »Motivationsproblemen« aller Art. Natürlich gibt es Dutzende von Theorien und Tausende von Studien und auch jede Menge wahre und selbsternannte Forscher, die meinen, DIE Theorie und

Lösung zum Thema Motivation zu haben. Doch von einem Konsens im Sinne von gesicherter, allgemein akzeptierter Erkenntnis sind wir weit entfernt.

Für jede Veränderung brauchst du ein Motiv: einen wichtigen Grund, der dich emotional berührt.

Eng verbunden mit dem Thema der Motivation ist das Konzept des »Willens«, der Volition: Warum wollen wir, was wir wollen? Warum tun wir nicht, was wir »eigentlich« wollen – also je nach Motivationslage gesünder, mutiger, wilder, angepasster, ruhiger leben? Welche geheimnisvollen Kräfte lassen uns zuweilen völlig überraschend und ohne große Zweifel über unsere Grenzen gehen (»Ich bin dann mal weg«), während wir auf der anderen Seite permanent daran scheitern, alberne Alltagsgewohnheiten wie »mal eben Twitter/Instagram checken« aufzugeben, obwohl wir es »eigentlich« wollen?

Der Mensch kann zwar tun was er will, aber er kann nicht wollen, was er will. [6]
ARTHUR SCHOPENHAUER

Ein grundlegender, eher banaler Nenner der Motivationstheorie ist dieser: Gründe zum Handeln ziehen wir aus der Erwartung (oder dem aktuellen Erleben) von Positivem wie Negativem: aus der Aussicht auf Lust oder Unlust respektive Schmerz. Die eine bindet sich primär aus Liebe, die andere aus Angst vor dem Alleinsein. Der eine hört auf zu Saufen aus Angst vor einem qualvollen Tod, der andere, weil er endlich wieder ungefiltert die Höhen und Tiefen des Lebens fühlen will. Schlechte Angewohnheiten legen wir bevorzugt aus der Angst vor Langzeitschäden ab: Rauchen, Trinken oder übermäßiges Essen, die Tröster in vielen Lebenslagen, schränken wir bevorzugt ein, wenn Lungenkrebs, Leberzirrhose und Herzinfarkt drohen. Am besten ist, wenn diese Diagnosen von einer Autoritätsperson wie einer Ärztin in Verbindung mit körperlichen Malaisen verkündet werden: »Wenn Sie so weitermachen, werden Sie in einem Jahr tot sein.« Das wirkt bei vielen gegen die Sucht.

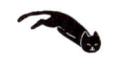

Aber nicht bei allen. Manche rauchen auch nach zwei Beinamputationen noch weiter oder trinken trotz (und wegen) Einsamkeit und Arbeitslosigkeit weiter. Manchmal reicht es, wenn Freunde und Familie drohen, den Stecker zu ziehen. Und manchmal regiert einfach nur die viel beschworene Vernunft, auf die wir uns so viel einbilden, um unseren Lebensstil zu verändern.

Zwei Energiepole

Man kann zwei Motivkategorien unterscheiden, aus denen man die Energie für eine Veränderung schöpft:

Die lustgetriebenen: Was soll sich künftig zum Besseren wenden – für welches gute Gefühl lohnt es sich, aktiv zu werden?

Die unlustgetriebenen: Was willst du in Zukunft unbedingt vermeiden – welchen schlechten Gefühlen willst du aus dem Weg gehen?

Alle Demagogen wissen, dass man die Massen am besten auf die eigene Seite zieht, wenn man ihnen ordentlich Angst macht – heutzutage zum Beispiel die zu jedem Zeitpunkt der Menschheitsgeschichte beliebte Angst vor Einwanderern. Das verbunden mit gnadenlosem Sendungsbewusstsein und einem möglichst einfachen Lösungsvorschlag (hier: Mauern und Zäune), und fertig ist der Wahlerfolg.

Damit kommen wir zum nächsten Motivationshebel: der Aussicht auf etwas Besseres. Etwas, das uns gute Gefühle bescheren wird. Je bildhafter und verlockender wir uns unsere Zukunft vorstellen, desto eher sind wir bereit, auch Entbehrungen und Schmerzen dafür in Kauf zu nehmen: Sich durch die stumpfsinnige Schule zu quälen, lohnt sich, wenn sich unser Berufsziel »Steuerfahnder« damit realisieren lässt. Sich den lebensgefährlichen Risiken der Republikflucht auszusetzen, lohnt sich, wenn im Erfolgsfall ein Leben in Freiheit winkt. Noch einfacher sind wir zu »motivieren«, wenn gar keine Schmerzen drohen beziehungsweise wenn diese erst sehr viel später eintreten: jetzt Rauchen, Krebs später. Jetzt auf Kredit in den Urlaub, später via Konsumverzicht die Raten abknapsen.

Wie wirksame Motivationsstrategien ausgelegt sind, kann man sich beispielhaft in der Reality-Abspeck-Soap The Biggest Loser anschauen. Dort gehen die Kandidaten vor und während der Show auf eine mentale Achterbahnfahrt zwischen Zuckerbrot und Peitsche: Zunächst machen sich die Kandidaten die Kosten ihres Übergewichts bewusst. Die Klassiker sind soziale Isolation, ein negativer Selbstwert, ein schlechtes Vorbild für die eigenen Kinder abgeben, ausgeschlossen sein von vielen Unternehmungen bis hin zum frühzeitigen, jammervollen Tod. Dann wird visualisiert, wie das Leben aussieht, wenn sich 50 Prozent des Körpergewichts in Wasser und CO_2 aufgelöst haben: Alle zuvor gezüchteten Horrorvisionen werden mental durch positive ersetzt: ein langes, freudvolles Leben, Sport im Kreis der Freunde, Anerkennung durch die Liebsten, ein Super-Selbstwertgefühl. Dazu gibt es eine »echte« Visualisierung: Die Kandidaten sehen per 3D-Holo-Simulation ein höchst attraktives Bild von sich selbst mit Normalgewicht. Aus dieser mentalen Schocktherapie aus Zukunftsvisionen zwischen Lust und Frust beziehen die Kandidaten die Motivation, sich überhaupt erst einmal klare Ziele zu setzen und loszulegen. Später werden sie immer wieder mit diesen Motiven konfrontiert. Den Rest erledigen Gruppendruck, würdelose öffentliche Erfolgskontrollen, die Erwartungen des persönlichen Umfeldes daheim sowie die Liebe und Strenge der Boot Camp-Instruktoren. Fällt dieser Rahmen weg, verfallen die meisten wieder in alte Muster. Nur diejenigen bleiben dauerhaft schlank, die in der Familie genug Unterstützung bekommen und die es wirklich, wirklich aus sich selbst heraus wollen. Und die gelernt haben, ungute Gefühle anders als über Essen zu bewältigen oder – noch einfacher – sie einfach als Teil des Lebens zu akzeptieren.

Förderlich für dauerhafte Veränderungen:
- **Ein unterstützendes Umfeld.**
- **Klare Motive.**
- **Gewohnheiten.**
- **Strategien für den Umgang mit schlechten Gefühlen.**

Was heißt das alles für das Ziel, möglichst lange fit zu bleiben und ohne langes Siechtum zu sterben?

Erstens: Die Motivation für eine Änderung deines Lebensstils musst du aus dir selbst heraus schöpfen, und zwar je früher, desto besser. Niemand wird dich ungefragt darin unterstützen, da es gesellschaftlich akzeptiert ist und als normal gilt, im Alter in die Hilflosigkeit abzurutschen.

Zweitens: Wenn das Leben jetzt schon beschwerlicher wird, ist es allerhöchste Eisenbahn – auch wenn du jetzt noch einigermaßen gut klarkommst. Dein Durchhaltevermögen wird auf eine harte Probe gestellt werden. Im Gegenzug winken Freiheit, Unabhängigkeit und ein großartiges Lebensgefühl.

Dein »Warum«, dein Motiv, um dein Verhalten zu ändern, musst du in dir und selbst finden. Tue es für dich: für deine Freiheit und deine Selbstbestimmung, für dein gutes Körpergefühl und deine Gesundheit, deine Lebensenergie, dein Selbstwertgefühl, deine Finanzen. Oder tue es für andere: um deinen Kindern ein Vorbild zu sein, um ihnen mehr Freiheit zu schenken, um deinen Partner zu entlasten, um länger an gemeinsamen Unternehmungen teilhaben und um länger arbeiten zu können. Tue es, um dich von deinen schlappen Altersgenossen zu unterscheiden und um von anderen Menschen bewundert zu werden. Tue es, um eigene Ziele wie eine Kilimandscharo-Besteigung zu erreichen, oder tue es, um späteres Siechtum zu vermeiden. Finde es selbst heraus!

> **Faktencheck** Im Jahr 2019 hat man an der Uniklinik Münster übrigens zweifelsfrei nachgewiesen, dass körperliche und geistige Fitness Hand in Hand gehen. Dieser Effekt ist schon sehr deutlich bei 30-Jährigen zu beobachten.[7]

Wenn dir deine körperliche Leistungsfähigkeit und Unabhängigkeit egal ist, könnte dir die Vorstellung, im Alter zu verblöden, vielleicht einen Motivationsschub geben. Im nächsten Kapitel schauen wir erst einmal, welche Ziele du dir setzen kannst oder solltest, um fit zu bleiben. Anders ausgedrückt: Welche Routinen förderlich sind für ein gutes Leben. In den nächsten beiden Kapiteln sehen wir dann, wie du dich mental auf das Anfangen und das Durchhalten programmierst.

KAPITEL 4

Pflicht und Kür

Die fünf Zutaten für Fitness in jedem Alter

Da du immer noch weiter liest, vermute ich, dass du mehr darüber erfahren willst, wie du die Altersspirale stoppst und wie du dir möglichst lange deine Freiheit und Unabhängigkeit bewahrst. Der Schlüssel dazu liegt – das wird jetzt nicht wirklich überraschend sein – in allererster Linie im Erhalt und im Aufbau von Muskelmasse. Weitere Ziele auf der Liste: gezieltes Training für den Erhalt des Gleichgewichtssinns sowie ein Mindestmaß an Herz-Kreislauf-Training. Je nachdem, wie viel Übergewicht du jetzt schon auf die Waage bringst, ist es sicher sinnvoll, deine Ernährungsgewohnheiten ein bisschen zu ändern. Und wenn du zusätzlich auch noch glücklich und zufrieden alt sein willst, ist ein gutes soziales Netzwerk (sprich: Freunde und Bekannte) enorm förderlich.

Fünf Disziplinen für ein gesundes Leben:
- **Erhalt und Aufbau von Muskelmasse**
- **Training des Gleichgewichtssinns**
- **Ein Mindestmaß an Ausdauer-Fitness**
- **Passende Ernährungsgewohnheiten**
- **Gute Beziehungen**

»Ich gehe jeden Tag mit meinem Hund spazieren und bewege mich genug« – solche und ähnliche Sätze habe ich schon dutzendmal gehört. Sie gehören in die gleiche Kategorie wie: »Ich spiele Golf« – »Ich gehe zum Tai Chi« – »Einmal im Monat wandern wir« – »Ich arbeite körperlich im Garten«.

Das alles ist besser als nichts. Reicht aber leider bei Weitem nicht aus, um dem Muskelschwund vorzubeugen. Um es kurz zu machen: Es geht KEIN Weg an gezieltem Ganzkörper-Muskeltraining vorbei. Um deine Beweglichkeit und Belastbarkeit im Alter zu sichern, brauchst du alle deine Muskeln. Da wir alle sowieso viel auf den Beinen sind, ist die Beinmuskulatur normalerweise das geringste Problem.

Im Folgenden schauen wir uns die fünf Elemente an, die die Basis eines guten Alterns ausmachen: Kraft, Gleichgewichtssinn, ein leidlich leistungsfähiges Herz-Kreislauf-System, gute Ernährung und gute Beziehungen.

Kraft

Dinge wie »Krafttraining« verorten wir in Einrichtungen, in denen Bodybuilder, Gewichtheber oder makellose Models ihre Sixpacks und Bizepse pflegen. Diesen Eindruck könnte man gewinnen, wenn man Fitnessstudios nur aus der Werbung oder aus Filmen kennt. Wenn du ein normaler Mensch zwischen 50 und 90 bist, der im Laufe der Jahre recht viel Speck um Hüften und Bauch angesammelt und wenig mit Sport am Hut hat, wird dich nichts wie magisch dorthin ziehen. Darum hier erst einmal die wichtigsten Gründe, die für systematisches Krafttraining sprechen.

Der erste ist ganz offensichtlich: Gegen Muskelschwund hilft nur Muskelaufbau. Alte Menschen werden vor allem deshalb hilflos, weil sich die Muskulatur am ganzen Körper zurückbildet. Dagegen hilft nur das gezielte (!) Training aller Muskelgruppen.

Weitere Gründe sind diese:

- Gut entwickelte Muskeln beugen Verletzungen vor, sie stabilisieren die Gelenke und fördern die Beweglichkeit. Außerdem werden Sehnen, Bänder und Gelenkknorpel viel belastbarer. Krafttraining legt die Grundlage für viele andere Sportarten und beugt dem vor, was man allgemein mit dem Begriff »Verschleiß« beschreibt.
- Langfristig verbessert sich die Belastbarkeit der Knochen. Bei einigen Menschen bildet sich mit mehr Muskulatur sogar neue Knochenmasse. Krafttraining beugt Osteoporose vor und kann dazu führen, dass die Knochenstruktur neu aufgebaut wird.
- In den Muskeln werden Hormone und andere Botenstoffe produziert, die äußerst wichtig für das Funktionieren unserer Organe sind.
- Je mehr Muskeln wir haben, desto höher ist unser Grundumsatz, also die Kalorien, die der Körper im Ruhezustand verbraucht. Heißt: Wir können mehr essen, ohne zuzunehmen.
- Je stärker die Muskulatur, desto mehr Glykogen kann diese einlagern und desto weniger Insulin wird benötigt, um den Blutzuckerspiegel zu regulieren. Krafttraining beugt damit Diabetes Typ 2 vor.

Gut entwickelte Muskeln sind die Basis, auf der du jede Art von Aktivität beschwerdefrei bis ins hohe Alter ausüben kannst. Alle Profisportler trainieren heute an Gewichten. Das A und O ist eine stabile Rumpfmuskulatur an Bauch und Rücken. Läufer, Snowboarder, Fußballer, Schützen, Diskuswerfer – sie alle brauchen stabile Rücken- und Bauchmuskeln. Schwimmer bekommen dadurch eine bessere Wasserlage. Radprofis setzen die Kraft aus den Beinen besser um und können stundenlang in gebeugter Haltung aushalten. Läufer werden durch eine starke Rumpfmuskulatur schneller und schützen ihre Gelenke vor Belastungen. Mit einer gut entwickelten Muskulatur kannst du auch mit 100 Jahren ein selbstbestimmtes Leben führen. Und das Gute daran: Du kannst selbst im hohen Alter den Verfallsprozess aufhalten und teilweise rückgängig machen, also deine Kraft zurückbekommen. Dazu musst du aber deine Muskeln ganz gezielt bis zur Ermüdung belasten – nur dann bilden sich neue Muskelzellen. Dich »ein bisschen« und »gelegentlich« anzustrengen oder zu betätigen, reicht nicht aus. Muskeln kannst du in jedem Alter aufbauen – auch mit 90 Jahren ist es nicht zu spät. Ingo Froböse, Professor an der Deutschen Sporthochschule Köln und einer der wenigen, die sich mit Fitnesstraining für Hochbetagte beschäftigen, hat dazu einen bemerkenswerten Rat:[8]

> »Je oller, je doller. Ich empfehle immer, je älter man wird, umso höhere, schwerere Belastungen sollte man seinen Muskeln bieten. Die Schonthese, die in vielen Programmen immer wieder auftaucht, ist totaler Quatsch und einfach falsch. Insbesondere ältere Menschen brauchen hohe Lasten beim Krafttraining, denn sonst werden nur die kleinen, roten Muskelfasern trainiert und nicht die großen weißen.«

Natürlich kannst du deine gesamte Muskulatur auch auf eigene Faust zu Hause oder in der Natur trainieren. Ich ziehe es vor, ins Fitnessstudio zu gehen.

Das hat mehrere Gründe:
- Im Fitnessstudio gibt es eine Riesenauswahl an Maschinen und freien Gewichten, Springseilen, Thera-Bändern und Kettlebells, was meinem Experimentiergeist entgegenkommt. Außerdem spannende Kurse wie Indoor Cycling, Tabata, Functional Fitness, Pilates und vieles mehr.

- Es ist immer ein kompetenter und freundlicher Mensch in der Nähe, der mich korrigiert, wenn ich etwas falsch mache, und der mir neue Sachen zeigt, wenn es mir zu langweilig wird.
- Ich komme unter Leute.
- Der wichtigste Grund: Ich bin, was manche Dinge angeht, furchtbar faul und undiszipliniert, und ich kann mich zu Hause überhaupt nicht in irgendeine Sportroutine zwingen. In diversen Schubladen schlummern Schlingentrainer und Expander, die ich mit großartigen Vorsätzen und hoher Motivation erworben habe, und die nach einem ersten Test in der Versenkung verschwanden.

Schwellenängste vor einem Besuch im Fitnessstudio sind vollkommen unbegründet. Entgegen vieler Vorurteile trainieren heute praktisch überall ältere oder sehr alte Menschen an Gewichten und Maschinen. Sie werden natürlich eher weniger als Zielgruppe adressiert: Geworben wird mit Fotos von jungen bis mittelalten, blendend aussehenden Supersportlern. Da könnte man schnell meinen, als übergewichtige und/oder ältere Couchpotato sei man fehl am Platz. Wie gesagt: alles Unsinn. Die große Mehrzahl der Trainierenden in den Studios sehen nicht anders aus als du und ich. Und selbst wenn es anders wäre – das ist kein Grund, zu Hause vor sich hin zu schwächeln. Mittlerweile gibt es in jeder mittelgroßen Stadt Anbieter, die sich auf »Normalos« spezialisieren. Auch mein geliebter Fitnessclub, die *Auszeit*, wirbt mit einer furchterregend finster dreinblickenden jungen Frau mit imposanten Sixpacks. In der Realität habe ich dort noch niemanden gesehen, der auch nur annähernd so aussieht.

Es gibt einen ganz einfachen Grund, warum fast immer mit jungen Menschen geworben wird: Werbung mit Alten schreckt ab – und zwar sowohl Junge wie Alte. Einer der größten Marketingflops in den USA der 80er-Jahre waren spezielle Fertiggerichte für Senioren. Trotz intensiver Werbekampagnen griff die zahnlose Zielgruppe im Supermarkt dann doch lieber zu Babynahrung im Gläschen statt zum Rentnerprodukt. Was wir kaufen, ist irgendwie auch Ausdruck unserer Identität.

Und seien wir ehrlich: Die wenigsten Menschen sind stolz, zu den Alten zu gehören. »Ich mache keine Kreuzfahrten, da sind ja nur alte Leute«, teilte mir einmal ein 75-jähriger Unternehmer mit. Selbst Treppenlifte werden nicht mit greisen gehbehinderten 90-Jährigen beworben, sondern mit dynamisch aussehenden grauhaarigen *Best Agern*, denen man zutraut, zur Not noch eine Kiste Bier die Treppe hochzuschleppen.

> Also: Geh ins Fitnessstudio. Du bist dort hochwillkommen, selbst wenn du dich nicht auf einem Werbefoto wiederfindest.

Wenn du in einer Großstadt lebst, hast du eine riesige Auswahl von Anbietern. Du kannst auch davon ausgehen, dass die großen Sportvereine vor Ort eigene Fitnessabteilungen unterhalten. Für alle, die keine Lust auf Studio haben – oder dafür das Geld nicht ausgeben wollen/können –, gibt es im Zeitalter des Internets eine unversiegbare Quelle von Do-it-yourself-Fitness-Tutorials auf *YouTube* und auf diversen Webseiten. Daneben gibt es zahlreiche Online-Trainingsprogramme für kleines Geld: angefangen von Apps für zeitknappe Mütter bis hin zu dem berühmt-berüchtigten *Freeletics*, einem offensichtlich von Sadisten ersonnenen Hardcore-Training. Es gibt großartige Übungsgeräte wie den Schlingentrainer, mit dem du mit und gegen dein Körpergewicht arbeitest und praktisch alle Muskelgruppen erreichst. Und selbst den brauchst du nicht, wenn du die richtigen Übungen draufhast. Eines meiner Lieblingsbücher ist *Das Muskelworkout – Über 100 hocheffiziente Übungen ohne Geräte* von Ingo Froböse. Es begleitet mich auf meinen Reisen, denn viele dieser Übungen kann man auch im Hotelzimmer auf kleinem Raum machen. Eine Alternative zum Studio ist ein Personal Trainer. Wenn dir das zu teuer ist, tue dich mit Freunden oder Freundinnen zusammen und teilt euch die Kosten.

Ich rate dir dringend, nicht auf eigene Faust ins Krafttraining einzusteigen. Lass dir zumindest am Anfang von einem Experten die Übungen zeigen und lass dich korrigieren, bis du es draufhast. Das alles ist keine Raketenwissenschaft. Aber nicht umsonst gibt es Ausbildungen zur Physiotherapeutin und zum Fitness-

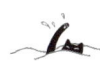

trainer. Man kann einiges falsch machen, wenn man einfach so mit Gewichten drauflos trainiert. Wenn du schon die ersten körperlichen Beschwerden wie Knie-, Schulter- oder Hüftschmerzen hast, geht der erste Weg zwingend zur Orthopädin und dann in den Rehasport zum Physiotherapeuten. Viele dieser Praxen haben heute einen kleinen Park an Kraftmaschinen, an denen man trainieren kann, bis man beschwerdefrei ist. Von da an ist der Weg frei ins Sportstudio oder ins individuelle Krafttraining zu Hause. Und lass dich nicht abschrecken, wenn du jetzt schon kleine Beschwerden hast. Umso wichtiger ist es, jetzt die Muskulatur langsam aufzubauen sowie Bänder und Gelenke behutsam (!) zu stärken.

Achtung!
- Ins Krafttraining immer mit einer Expertin einsteigen.
- Bei Vorerkrankungen erst zum Arzt oder in die Physiotherapie.
- Behutsam starten und langsam aufbauen bis an die Belastungsgrenze.

Zum Schluss noch ein bemerkenswertes Zitat vom Verband Physikalische Therapie zum Thema »Prävention und Krafttraining im Alter«:[9]

»Was dem älteren Bürger angeboten wird, ist ein großes Reparaturangebot für seine oft durch Inaktivität entstandenen Schäden. Er muss warten, bis er krank oder verletzt ist, um in den Genuss gesundheitsfördernder Maßnahmen zu kommen. Es wird der Anschein erweckt, dass Sport ab einem gewissen Alter nichts mehr brächte und Aktiv-Sein ein Privileg der Jüngeren sei, sodass man sich damit abfindet, zum ›alten Eisen‹ zu gehören. Auch in der Werbung findet man außer Hörgeräten und Inkontinenz-Einlagen wenig andere attraktive Artikel und Aktivitäten, die auch ohne Krankenschein erhältlich sind. Also bleiben die Senioren an dem ihnen zugewiesenen Platz. Alt werden heißt bei uns, schwach, gebrechlich und vergesslich werden. Die meisten Initiativen, die gegen das Altern ergriffen werden, kommen aus dem kosmetischen und pharmazeutischen Bereich. So arbeitet die Kosmetik mit großem Erfolg gezielt gegen die Hautalterung. Von ihr können wir etwas lernen. Denn so wie sich die Haut im Alter verändert, altern auch die Muskeln, das Gleichgewichtssystem, das Herz-Kreislauf- und Nerven-System. Hiergegen anzugehen, wäre eine Aufgabe für die dafür zuständigen Berufsgruppen. Und zu diesen gehören wir. Woran liegt das? Wir alle sind ein wenig schuld daran, da wir uns sehr wohlfühlen in der Rolle des medizinischen Helfers. Heilen hat einen gesellschaftlich sehr hohen Stellenwert, da sie gewissermaßen eine Machtposition verleiht, denn der Helfer steht aktiv über dem passiven Menschen. Dabei entmündigen wir den Bürger leider immer mehr und fordern ihn geradezu auf, die Verantwortung für seine Gesundheit, auch finanziell, anderen zu überlassen.«

Gleichgewichtssinn

Je älter du wirst, desto unsicherer bewegst du dich. Verantwortlich dafür ist der Verlust der schon oben erwähnten Motorneuronen. Mit der Zeit schränkst du nicht nur unmerklich deinen Aktionsradius ein, sondern es steigt auch die Wahrscheinlichkeit eines Sturzes. Im hohen Alter kann das fatale Folgen haben: Liegt man erst einmal im Krankenhaus, bauen die Muskeln noch schneller ab. Außerdem wird man wegen des Traumas noch unsicherer und vorsichtiger. Das Liegen kann auch zu Lungenentzündungen führen und im ungünstigen Fall zum Tod.

Das Stürzen ist neuerdings nicht mehr nur die Domäne der Gebrechlichen, sondern es ist auf dem besten Wege, eine Volkskrankheit zu werden:

Faktencheck

Laut der Weltgesundheitsorganisation WHO sind Stürze nach Verkehrsunfällen die zweithäufigste Ursache für tödliche Unfälle.[10] Zwischen 1990 und 2017 hat sich die Anzahl verdoppelt. Immer mehr junge Menschen sind betroffen – und zwar nicht, weil sie unter Drogeneinfluss standen, sondern weil sie ganz normal gingen oder standen. Die Ursache liegt auf der Hand: Kinder und Jugendliche bewegen sich heute sehr viel weniger als noch vor 20 Jahren. Auch massives Übergewicht und Stress haben einen

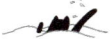

deutlich negativen Einfluss auf unsere Fähigkeit, das Gleichgewicht zu halten.

Das Gute an vielen Sportarten ist, dass sie mehr oder weniger automatisch den Gleichgewichtssinn fördern: Mit Fahrradfahren, Laufen oder Gebirgswandern tust du etwas für deine Ausdauer und förderst gleichzeitig ein Mindestmaß an Balance. Auch Tanzen bietet eine Superkombination von Cardio- und Gleichgewichtstraining, desgleichen Mountainbiking in anspruchsvollem Gelände sowie Kitesurfen. Wahrscheinlich flüstert dir die freundliche Stimme der Selbstsabotage umgehend Sätze wie »Dazu bist du doch viel zu alt« ins Ohr. Wirklich? Vor Jahren sprach ich mit dem Gründer des größten deutschen Veranstalters von Kitesurf-Reisen, York Neumann. Diese Sportart steht auf meiner Bucket List der Dinge, die ich in diesem Leben noch ausprobieren will. Da ich mich auch dafür schon zu alt fühlte, fragte ich vorsichtshalber, wie alt denn sein ältester erfolgreicher Schüler sei, der nach dem Kurs das Kiten beherrschte? 70, lautete seine Antwort. Okay, dann schaffe ich das auch. Oder ich könnte die Erste sein, die das mit 75 noch schafft. Probiere es aus, wenn du Lust dazu verspürst, bringe die negativen Stimmen zum Schweigen und buche einen Kurs. Bei allen Gruppenaktivitäten kommen wir unter Leute und haben viel Spaß dabei.

Gezielt kann man den Gleichgewichtssinn mit *Balance Boards* fördern: flexibel befestigte Holz- oder Kunststoffplatten, auf denen du balancieren und – in fortgeschrittenem Stadium – auch Übungen wie Kniebeugen ausführen kannst. In manchen öffentlichen Parks gibt es für geübte Balancierer *Slacklines* – knapp über dem Boden gespannte schmale Bänder, auf denen man diese Kunst erwerben und ausbauen kann. Kraft, Beweglichkeit und Balance trainierst du beim Bouldern wie beim Yoga. Und auch der Alltag bietet sehr viele Möglichkeiten: im Stehen die Schuhe oder die Hose anziehen, ohne sich festzuhalten, mit schweren Taschen bepackt eine Treppe gehen, ohne das Geländer zu benutzen und so weiter und so fort. Auch hier gilt: Use it or lose it – benutze es, oder verliere es. Ob bei dir Handlungsbedarf besteht oder nicht, kannst du mit einem einfachen Test herausfinden:

Teste deinen Gleichgewichtssinn in 30 Sekunden:
Stelle dich auf ein Bein und konzentriere deinen Blick auf einen fixen Punkt. Wenn du einigermaßen stabil stehst, schließe die Augen. Wenn du 30 Sekunden schaffst, ohne umzufallen, ist alles bestens.

Sollte das nicht klappen: wenn du unter 40 bist, reichen circa 20 Trainingseinheiten zu je 15 Minuten aus, um den Gleichgewichtssinn wieder herzustellen. Bist du älter, brauchst du bis zu viermal länger.

Einer Studie aus dem Jahr 2020 zufolge ist das Training des Gleichgewichtssinns im Alter übrigens positiv korreliert mit geistiger Fitness.

Faktencheck

Forscher rund um den Kasseler Sportwissenschaftler Armin Kibele ließen 68 alte Menschen zwischen 65 und 79 Jahren ein Krafttraining absolvieren. Die Hälfte der Gruppe machte mit den Hanteln Kniebeugen auf einem Balance Board, das zugleich den Gleichgewichtssinn forderte. Letztere konnten sich signifikant besser an Zahlen erinnern, unter Zeitdruck Symbole zuordnen und unter Stress Farben benennen.[11]

Auch Kibele warnt eindrücklich davor, so ein Do-it-yourself-Training zu Hause anzufangen. Geht zu Fachleuten!

Cardiotraining

Ob und wie viel du deine Ausdauer und dein Herz-Kreislauf-System trainierst, hängt von deinen persönlichen Zielen ab, die du im Alter hast. Wenn du wie ich auf die interessante Idee kommst, noch mit 60 aus dem Nichts heraus mit dem Triathlon zu beginnen, wenn du Ambitionen hast, in der Altersklasse 75plus auf Volksläufen deine untätigen Altersgenossinnen am Wegesrand zu schocken oder demnächst eine Alpenüberquerung mit deinen Freunden, Kindern oder Enkeln auf dem Programm

steht, wenn du generell Lust an Bewegung hast, dann mach dich auf den Weg und trainiere deine Ausdauer – im Freien, im Sportverein oder im Fitnessclub. Insgesamt ist Ausdauer das, was du am ehesten vernachlässigen kannst, wenn du einigermaßen normalgewichtig bist. Denn auch mit Krafttraining tust du was für dein Herz-Kreislauf-System. Wenn du zusätzlich deinen Körperfettanteil deutlich reduzieren willst, ist eine Kombination aus Kraft- und Ausdauertraining das Mittel der Wahl. Ansonsten dosierst du es so, wie es für deine Träume, Ziele und Pläne gut ist.

Bei dieser Gelegenheit sei sicherheitshalber noch einmal etwas Selbstverständliches erwähnt: Ausdauerleistungen sind uns Menschen in die Wiege gelegt. vor Urzeiten mussten unsere Vorfahren auf der Suche nach Nahrung viele Kilometer pro Tag zurücklegen und darüber hinaus in der Lage sein, Bedrohungen schnell aus dem Weg zu gehen. Wer öfter mal 20 Kilometer läuft, ist also kein Ausnahmeathlet, sondern jemand, der eine angeborene, ganz normale Fähigkeit ausübt.

20 Kilometer zu laufen, ist uns allen genetisch in die Wiege gelegt und dafür benötigt man keinerlei spezielle Talente!

Schon ein moderates Cardiotraining beugt einer ganzen Reihe von Zivilisationskrankheiten vor. Einen sehr guten Beweis dafür lieferte eine großangelegte Studie der Cambridge University in Zusammenarbeit mit dem Imperial College in London[12]: Ausgewertet wurden die Daten von 300.000 Pendelnden über einen Zeitraum von 25 Jahren zwischen 1991 bis 2016. Von denen fuhren zwei Drittel mit dem Auto zur Arbeit, 19 Prozent mit öffentlichen Verkehrsmitteln, 12 Prozent gingen zu Fuß und 3 Prozent nahmen das Rad.

> **Faktencheck** **Nichts ist gesünder, als mit dem Rad zu fahren und nichts ungesünder, als Auto zu fahren. Die Radler hatten gegenüber den Autofahrerinnen eine um 20 Prozent geringere Sterblichkeit, 24 Prozent weniger Herzkrankheiten und eine um 16 Prozent geringere Krebssterblichkeit.**

Eine über fünf Jahre laufende Studie mit 90.000 Teilnehmern hat darüber hinaus herausgefunden, dass regelmäßiges Ausdauertraining ganz eindeutig mit besserer Herzgesundheit einhergeht. Nach oben gab es praktisch keine Grenze: Diejenigen, die am meisten und härtesten trainierten, waren die Gesündesten.[13]

Unser Körper ist für Bewegung gemacht. Darum tust du dir viel Gutes, wenn du dich regelmäßig bewegst: Es schützt dich vor chronischen Krankheiten. Es gibt aber auch noch zwei andere Gründe, sich regelmäßig etwas mehr anzustrengen, als uns eigentlich lieb ist: Jede Art von Sport macht bekanntlich glücklich, weil körperliche Betätigung zur Ausschüttung der sogenannten Glückshormone Dopamin und Serotonin führt. Beim Ausdauersport ist dieser Effekt am stärksten. Auf der anderen Seite werden dadurch Stresshormone wie Cortisol und Noradrenalin abgebaut. Und unser Gehirn wird über eine bessere Sauerstoffversorgung leistungsfähiger.

Welcher Ausdauersport ist für dich der richtige? Probiere es aus! Laufen ist das Einfachste. Wenn du lange nichts gemacht hast, fang mit flottem Gehen an. Insbesondere die Sehnen und Bänder müssen sich langsam an die neue Belastung gewöhnen. Sportlich Biken oder Schwimmen ist eine prima Sache, denn es belastet die Gelenke viel weniger als das Laufen – insbesondere wenn du noch nicht wirklich Muskulatur aufgebaut hast.

Ebenso förderlich für Gelenke, Sehnen und Bänder ist Schwimmen. Das Wasser ist so etwas wie ein natürlicher Fitnesstrainer: Der Widerstand ist 14-mal höher als an Land. Nimm dir einen Lehrer und lass dir Freistil beibringen – der belastet Hals- und Nackenmuskulatur weniger als Brustschwimmen. Oder bewege dich auf dem Rücken vorwärts. Rudern (auch Indoor zu Hause oder im Fitnessstudio an einem Rudergerät) ist auch wunderbar, denn es trainiert 80 Prozent unserer Muskeln und stärkt zugleich das Herz-Kreislauf-System.

Dank Apps wie *Zwift*, *Tacx*, *Rouvie* oder *Bkool* kann man das Cardiotraining im Winter auch höchst unterhaltsam ins traute Heim verlagern: Man braucht dazu ein Fahrrad, einen sogenannten smarten Rollentrainer, in den man das Rad einspannt, sowie einen Bildschirm mit Internetverbindung. Über die App fährt man dann in Gruppen oder allein virtuelle Radrennen oder absolviert spezielle Trainingspro-

gramme. Das Ganze geht natürlich auch ohne App mit einem »dummen« Rollentrainer, dann fährst du einfach. Gegen die Langeweile helfen derweil Podcasts, Audiobooks oder Videos.

Wenn du an deiner Ausdauer arbeiten willst, gilt das Gleiche wie beim Einstieg ins Krafttraining: Wenn du durch chronische Krankheiten oder sehr viel Übergewicht vorbelastet bist, geht der erste Weg zum Arzt.

Und auch hier gilt: mit Babyschritten anfangen. Die Bänder und Gelenke müssen sich erst einmal an die ungewohnte Belastung anpassen. Kardiologinnen und Physiotherapeuten empfehlen Menschen, die sich zuvor sehr wenig bewegt haben, mit 10 Minuten pro Tag zu beginnen und die Dauer langsam zu erhöhen.

Ernährung

Wenn du nennenswertes Übergewicht hast, ist es sinnvoll, dieses langsam, aber sicher zu reduzieren. Auf diesem Satz habe ich lange herumgekaut, denn zum Thema »Abnehmen« habe ich (so wie sehr, sehr viele Frauen und vermehrt Männer) ein spezielles Verhältnis. Seit der Pubertät war ich unzufrieden mit meinem Körper. Als ich klein war, wurde in Swinging London der Minirock erfunden, und seine Trägerinnen mussten schlank wie Bohnenstangen sein. Meine Mutter meinte es natürlich gut mit mir, wenn sie mit Sätzen wie »Für ein Mädchen in deinem Alter bist du viel zu dick« mein kleines unsicheres pubertierendes Ich k.o. schlug. Sie fürchtete wahrscheinlich, dass ich keinen passenden Versorger abbekommen und/oder im sozialen Abseits landen würde. Oder dass andere mein nicht perfektes Äußeres als ein Symbol ihres mütterlichen Versagens deuten würden. Vergleiche mit meiner wunderschönen superschlanken Schwester taten ein Übriges: Obwohl ich vollkommen normalgewichtig war, hielt ich mich bei einer Größe von 1,73 mit 66 Kilo für »viel zu dick«. Ansatzweise liebenswert fand ich mich mit 58 Kilo. Wenn ich mir heute Fotos von damals anschaue, sind mir meine Selbstzweifel unbegreiflich: Ich sehe eine attraktive, junge Frau mit einem vollkommen normalen Körper. Mein verzerrtes Selbstbild führte dazu, dass ich jede auch nur erdenkliche Diät ausprobierte und zwischen 16 und 46 mein gesamtes Körpergewicht mehrmals zu- und wieder abgenommen hatte, bevor ich auf hohem Niveau resignierte. Als ich auf die 50 zuging, prophezeite mir eine Freundin, ich würde ohnehin noch einmal fünf Kilo zunehmen, wenn ich in die Wechseljahre käme. Sie war Gynäkologin und wusste offenbar, wovon sie sprach.»Was ist denn das für ein Gesetz, das gilt nicht für mich«, schnappte ich zurück. Ich hatte natürlich recht. Es galt nicht für mich. Statt der prognostizierten fünf waren es zehn Kilo mehr. Schließlich landete ich bei den schon eingangs erwähnten 77 Kilo, mit denen ich meine Laufkarriere startete und mit denen ich mich eigentlich leidlich wohlfühlte. Meine neue Heldin war die von Lena Dunham in der Serie *Girls* verkörperte Hannah Horvath, die ihren – an konventionellen Maßstäben gemessenen – alles andere als perfekten Körper mit größter Selbstverständlichkeit un- und bekleidet vor der Kamera spazieren führte.

Ich war nach den Wechseljahren dicklich und bin, seitdem ich regelmäßig Sport treibe, besser drauf, als in meinen besten Jahren vor den Schwangerschaften. Und ich kann für mich sagen: Übergewicht ist in Ordnung – fit und schlank funktioniert für mich besser. Wesentlich (!) besser. Alles fällt mir leichter, seitdem ich nicht mehr meine überflüssigen Kilos mit mir herumschleppen muss. Ich gehe anders, bewege mich anders, fühle mich anders. Und zwar besser »anders«. Sehr viel besser.

Gewicht, Gesundheit, Sport:
- **Aus gesundheitlicher Sicht ist der Schlankheitswahn unsinnig.**
- **Übergewichtige Sportler leben gesünder als magersüchtige Couchpotatos.**
- **Nicht die Menge an Körperfett ist ausschlaggebend, sondern dessen Verteilung im Körper.**
- **Bauchfett ist ein gefährlicher Risikofaktor – es beherbergt Entzündungsmoleküle, die verheerende Folgen für unsere Gesundheit haben.**

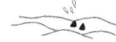

In seinem wunderbaren Buch *Lizenz zum Essen – Warum Ihr Gewicht mehr mit Stress zu tun hat als mit dem was Sie essen* zitiert der Mediziner Gunter Frank mehrere Studien, denen zufolge Menschen mit einem BMI von 25 bis 30 – bei dem man ein wenig Hüftspeck mit sich herumträgt – eine längere Lebenserwartung haben als magersüchtige Asketen. Und um ein gutes und langes Leben geht es mir hier! Und es gibt jede Menge Sportarten, bei denen ein nettes Fettpolster selbstverständlich ist: beim Schwergewichtsboxen, beim American Football, beim Sumo-Ringen oder beim Kugelstoßen sieht man, dass dicke Sportler Weltklasseleistungen erbringen. Es ist allemal besser, fit und dicklich zu sein, als dürr, schwach und ausgezehrt.

> **Faktencheck**
>
> **Eine Forschungsarbeit von Eric Matheson von der Medical University of South Carolina fand heraus, dass nicht das Gewicht, sondern unsere Gewohnheiten den größten Einfluss auf unsere Lebenserwartung haben. Nichtraucher, die moderat Alkohol konsumieren, täglich fünf Portionen Obst und Gemüse zu sich nehmen und dreimal pro Woche Sport treiben, können sich laut Matheson auch ein erhebliches Übergewicht leisten.**[14]

Doch sehen wir den Dingen ins Auge: Mehr und mehr Menschen haben mehr als nur ein paar Kilos zu viel auf den Rippen. Seit einigen Jahren schon sterben auf diesem Planeten mehr Menschen vorzeitig an den Folgen des Übergewichts als an Untergewicht. Das hat im Wesentlichen zwei Gründe: Nahrungsmittel aus Zucker, Fett und Mehl sind dank der industriellen Erzeugung konkurrenzlos billig. Und Essen verschafft uns in Sekundenschnelle Wohlbefinden. Nichts geht über den euphorisierenden Effekt des ersten Bisses in eine köstliche Pizza, wenn ich kurz vorm Verhungern bin.

Essen ist für viele Menschen ein angenehmer und preiswerter Weg, um unangenehmen Gefühlen aus dem Weg zu gehen: Sind wir frustriert, gestresst, gelangweilt, zornig oder überfordert, versprechen eine Tafel Schokolade oder ein Donut schnelle Hilfe. Gerne flüchten wir auch zwanghaft in Alkohol, Kiffen, Shopping,

Konsolenspiele, Sport, Sex oder Arbeit, um nicht fühlen zu müssen, was wir fühlen. Essen gehört neben Alkohol eindeutig zu den beliebtesten Fluchtreaktionen. Wenn du selbst bei dir Stress- oder Kummerspeck diagnostizierst (oder eine andere Abhängigkeit, die dich davon abhält zu fühlen, was du fühlst), ist eine Diät oder ein Entzugsversuch allergrößter Quatsch. Stattdessen ist eine Reise in das sagenumwobene »Ich« angesagt: Was stresst mich? Was bereitet mir Kummer? Was will ich nicht fühlen? Wer kann mir helfen, diese Stressquellen anders zu bewerten oder sie abzustellen?

Gespräche mit wohlmeinenden Menschen helfen. Oder die Kunst der Meditation. Manchen Menschen hilft, an einen einsamen Platz zu gehen und sich den Frust von der Seele zu schreien. Oder eine Therapie zu machen. Ein sofort begehbarer und guter Weg ist die Selbstreflexion: Die destruktiven Gedanken hinter den Gefühlen identifizieren und entmachten.[15] Finde es heraus. Essen und jede andere Form des Wegdrängens ist jedenfalls kein gesunder Weg. Der beste Weg ist, den zugrunde liegenden Konflikt oder Auslöser direkt zu bearbeiten, oder eine gesundheitsförderliche Kompensationsmethode zu wählen. Lionel Sanders, ein weltbekannter kanadischer Ausnahme-Triathlet, war als Student alkohol- und kokainabhängig und hatte buchstäblich schon die Schlinge um den Hals. Er entschied sich in allerletzter Sekunde für das Leben und wurde Leistungssportler. Man könnte auch sagen: Die eine Sucht wurde durch die andere ersetzt. Aber es ist immer noch besser, gesund, glücklich und sportsüchtig zu sein, als sich mit Messer und Gabel oder anderen Suchtmitteln vorzeitig ins Grab zu befördern.

Auch die Corona-Krise hat uns eindrücklich vor Augen geführt, welche Folgen ein ungesunder Ernährungsstil hat: Im Nachrichtenmagazin *Der Spiegel* gibt David Nieman, Professor am Research Campus der Universität von North Carolina Folgendes zu Protokoll[16]: »Die schwersten Verläufe von Covid-19 sehen wir bei untrainierten, fettleibigen Menschen, die hohen Blutdruck und Diabetes mellitus Typ 2 haben. Das ist ein Weckruf an die Welt, dass wir uns darum kümmern, schlanker und fitter zu werden.« Unser Fettgewebe speichert eine Vielzahl von Entzündungsmolekülen. Umgekehrt produziert unsere Skelettmuskulatur die sogenannten Myokine – das sind Proteine, die das Immunsystem stärken. Bei fitten Menschen waren

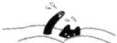

die Krankheitsverläufe dementsprechend harmloser und die Symptome milder. (Dazu ein kleiner Warnhinweis: auch ein Übermaß an Training schwächt das Immunsystem!)

Welche Lehren ziehen wir aus dem Corona-Desaster? Verfolgt man die Medien, könnte man darauf kommen, dass unser wichtigster Lerneffekt darin liegt, Schule und Büro ab und an in die Küche verlegen zu können und uns so manche Dienst- und Urlaubsreise zu ersparen. Auf ein nationales Ernährungs- und Fitnessprogramm warten wir indes vergeblich. Nicht einmal zu einem eindringlichen Appell konnten sich die Politiker durchringen – was auch kein Wunder ist: Die meisten sehen so aus, als würden sie selbst zur Risikogruppe zählen. Stattdessen werden Milliarden ausgegeben, um die Folgekosten abzumildern. Ansonsten setzte man auf ein »Weiter wie bisher; der Impfstoff wird es schon irgendwie richten«.

Eine Ausnahme bildete der britische Premierminister Boris Johnson: Erst hatte er das Virus systematisch verharmlost und dem Land die Strategie der Herdenimmunität verordnet, also eine mehr oder weniger geplante Durchseuchung der Gesellschaft. Als sich dann die Intensivstationen füllten, wurde halbherzig die Lockdown-Strategie der Nachbarländer verfolgt. Johnson selbst schüttelte derweil auf einer Krankenstation corona-infizierten Briten öffentlichkeitswirksam die Hände – selbstredend ohne Maske. So war es denn nur eine Frage der Zeit, bis es ihn selbst erwischte: Er landete auf der Intensivstation und musste künstlich beatmet werden. Diese Nahtoderfahrung hinterließ Spuren. Sobald sich Johnson wieder einigermaßen erholt hatte, engagierte er einen prominenten Personal Trainer und verordnete sich selbst und seiner Nation ein Fitnessprogramm. Im Jahr zuvor hatte sich Johnson noch für die Abschaffung der in Großbritannien existierenden Steuer auf zuckerhaltige Limos ausgesprochen. Die Begründung: Der Staat möge sich nicht wie ein Kindermädchen aufspielen und den Bürgern vorschreiben, was sie zu essen und zu trinken hätten. Davon war dann 2020 keine Rede mehr: Geplant war nun obendrauf noch ein Werbeverbot für Fastfood im TV und diverse andere Maßnahmen, mit denen die Briten fitter werden sollten, zum Beispiel der Ausbau von Radwegen sowie Kalorienwarnungen auf Lebensmittelverpackungen.

Hände weg von klassischen Diäten – sie führen auch zu Muskelschwund.

Wenn du die Idee prinzipiell gut findest, dein Körperfett durch Muskeln zu ersetzen, ist der erste wichtige Schritt getan. Mache aber niemals eine klassische Diät! Davor sei hier ausdrücklich gewarnt: Jede Hungerkur führt dazu, dass du mit deinem Fett auch Muskelmasse verlierst. Deinem Stoffwechsel ist es völlig schnuppe, woher die Energiereserven kommen, wenn du Hunger hast – er greift Fettreserven und Muskulatur gleichermaßen an. Also Finger weg! Insbesondere wenn du älter als 60 bist. Denn dann verlieren wir ja ohnehin schon relativ schnell unsere Muskeln, und eine Hungerdiät würde alles noch viel schlimmer machen. Das Beste ist, wenn du nach der Reise ins »Ich« dein Kraft-, Beweglichkeits- und Cardiotraining mit einer Umstellung deiner Ernährungsgewohnheiten kombinierst. Vergiss auch gleich die Anzahl deiner Kilos oder den berühmten Body-Mass-Index (BMI) als Maßstab für dein »richtiges« Gewicht. Es kommt nicht darauf an, wie viel du wiegst, sondern wie hoch der Fettanteil in deinem Körper ist und wo sich dieses Fett befindet. Zwei Männer, die gleich groß sind und gleich viele Kilos auf die Waage bringen, können sich rein äußerlich dramatisch voneinander unterscheiden: Ein schlapper 2-Meter-Mann, der 120 Kilo wiegt, wird viele dieser Kilos in Form von Fett wie einen Rettungsring um Bauch und Hüfte herum tragen. Ein Profi-Basketballer mit exakt gleichem Gewicht ist dagegen kompakt und fit – das Gewicht verteilt sich in Form von Muskeln um den ganzen Körper. Was der eine an Schlabbermasse um die Körpermitte versammelt hat, befindet sich beim austrainierten Sportler in Form von Muskeln auf Schultern, Armen, Rücken, Bauch und Beinen. Beide haben den gleichen BMI, sehen aber komplett anders aus und haben eine komplett andere Leistungsfähigkeit.

Für Couchpotatos jeden Alters heißt das: nicht einfach nur »abnehmen«, sondern Fett in Muskeln umwandeln.

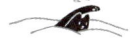

Und sich auf diesem Weg von dem Fett trennen, das uns das Leben und die Bewegung schwer macht. Behalte nur das Fett, das dir lieb und teuer ist und mit dem du dich absolut wohlfühlst. Wenn du ehrlich (!) in dich hineinhorchst, wirst du schon selbst spüren, was für dich stimmig ist und was nicht. Höre aber bitte nicht auf die freundliche Flüsterstimme der Selbstsabotage, die dir aus reiner Bequemlichkeit Botschaften wie »Dicke sind gemütlich« ins Ohr träufelt. Allein das, was du wirklich und ehrlich willst, ist entscheidend – und nicht die gesellschaftliche Norm oder die Erwartungen deines Umfelds. Bei meinem ersten Triathlon wog ich 66 Kilo und fühlte mich noch ein bisschen zu schwer fürs Laufen. Ich ließ dann das abendliche Belohnungsbier weg, ernährte mich gut, trainierte wie gewohnt und kam ruckzuck bei 62 Kilo an. Das ist mein Wettkampf-Wohlfühlgewicht. Würde ich ausschließlich Schwimmen oder Biken, läge dieses wahrscheinlich höher, da bei diesen Sportarten das eine oder andere Kilo mehr die Bänder und Gelenke nicht so sehr belastet wie beim Laufen.

Für ein gutes und langes Leben ist nicht nur wichtig, wie hoch der Fettanteil in unserem Körper ist, sondern auch, wo sich dieses Fett abgelagert hat. Zwei Personen mit dem gleichem Fettanteil im Körper können sehr unterschiedliche Gesundheitsrisiken haben. Besonders gefährlich ist das sogenannte Viszeralfett, das sich rund um unsere Organe im Bauch angesiedelt hat. Evolutionär gesehen schützt dieses Fett die Organe und dient als Notreserve für schlechte Zeiten. Da wir heute Kühlschränke besitzen und fast überall eine Tanke mit Chipsregal und Eistruhe in Reichweite ist, brauchen wir uns über Hungerszenarien zum Glück keine Sorgen zu machen. Zumindest dann nicht, wenn wir zu den Glücklichen gehören, die in den sogenannten entwickelten Industrieländern wohnen. Unsere Risikovorsorge »Bauchfett« ist mittlerweile selbst zu einem Risiko geworden. Denn je mehr Bauchfett du hast, desto größer ist deine Chance auf einen Herzinfarkt, einen Schlaganfall oder auch auf Arteriosklerose und Diabetes Typ 2. Weiter ist die Wahrscheinlichkeit größer, dass du an Alzheimer, einer Thrombose oder Krebs erkranken wirst.

Das Bauchfett unterscheidet sich in entscheidenden Punkten von dem Fett, das sich auf Armen, Beinen und Hüfte niedergelassen hat: Es kann sehr schnell in

Zucker und Energie umgewandelt werden. Und es birgt – das ist das Gefährliche – rund 200 unterschiedliche Botenstoffe und Entzündungsmoleküle, die allerhand Unheil im Körper anrichten. Allein der Bauchumfang ist daher schon ein sehr zuverlässiger Prädiktor für die oben genannten Zivilisationskrankheiten. Bei Frauen wird es ab 84 cm ernst, bei Männern ab 98 cm.

Ein besseres Maß als dein Gewicht oder der BMI ist vom gesundheitlichen Standpunkt aus die Waist-to-Hip-Ratio (WHR), also das Verhältnis zwischen Bauch- und Hüftumfang. Nimm ein Zentimetermaß, miss Bauch- und Hüftumfang und teile dann den Bauch- durch den Hüftwert. Der Hüftumfang ist das größte Maß, wenn du um deinen Popo herum misst (nicht schummeln!). Ist die WHR kleiner als 0,8, wenn du eine Frau bist. oder kleiner als 0,9 als Mann, dann ist alles gut. Klarer Handlungsbedarf besteht bei Werten größer 0,84 (Frauen) und 0,99 (Männer).[17] Vorausgesetzt, du möchtest lange gesund und selbständig leben.

Fazit zum Thema »Gewicht«:
- **Mache niemals eine Hungerdiät.**
- **Wandle stattdessen Fett in Muskulatur um.**
- **Behalte so viel von Ersterem, wie es sich für dich, deinen Sport und deine Lebensziele gut anfühlt.**

Wie reduzierst du deinen Körperfettanteil? Durch viel Bewegung, Krafttraining und gute Ernährung. Durch Bewegung verbrennst du Kalorien. Durch Krafttraining beugst du dem diätbedingten Verlust von Muskulatur vor. Und durch gute Ernährung nimmst du ab, ohne Hungern zu müssen.

Was ist gute Ernährung? Dazu wurden schon Tausende von Büchern geschrieben. Und jedes Jahr kommen zahllose Mega-Hit-Diäten dazu. Alle diese Diäten haben einen entscheidenden Nachteil: Sie zwingen uns einseitige Programme auf, die uns irgendwann zum Hals heraushängen und/oder nicht zu unserem individuellen Stoffwechseltyp passen. Das Beste ist eine vernünftige Ernährung mit gele-

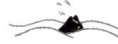

gentlichen Cheat Days, also kleinen Episoden, in denen man das genießt, was eher in die Kategorie »unvernünftig« passt. Den besten Überblick darüber, was »vernünftig« ist und welche Trenddiät für wen etwas taugt oder nicht, steht in *Der Ernährungskompass* des Wissenschaftsjournalisten Bas Kast. Da steht das Wichtigste sehr fundiert drin und es ist sehr verständlich geschrieben. Hier eine Kurzfassung der Kurzfassung angereichert um einige eigene Erkenntnisse:

Echtes Essen essen »Unecht« sind alle industriell verarbeiteten Lebensmittel. Dazu zählt das, was wir mit dem Anglizismus *convenience food* (»Bequemfutter«) bezeichnen, also Fertiggerichte wie Pizza & Co, dazu alles, was im Süßigkeiten- und Chipsregal steht, Pudding, Kuchen, Ketchup, Wurst und so weiter und so fort. Also ungefähr 80 Prozent aller Lebensmittel aus dem Supermarkt. »Echt« ist alles, was direkt aus der Natur kommt, zum Beispiel unverarbeitetes Obst, Gemüse, Hülsenfrüchte, Nüsse, Samen, Fisch und Fleisch. Wer echt essen will, muss kochen, kochen lassen oder kochen lernen.

> *Faktencheck*
>
> **In einer wissenschaftlichen Studie fand das *National Health Institute* heraus, dass industriell erzeugtes Essen dicker macht als echtes Essen. Obwohl beide Gruppen eine identische Kalorienzahl zu sich nahmen, wurde die Industrie-Gruppe dicker. Grund: Sie mussten weniger kauen, aßen schneller und wurden später satt. Ein anderer Befund: Wer täglich ein Wiener Würstchen isst, hat ein um 22 Prozent höheres Sterberisiko als jemand, der nur eines pro Woche konsumiert.**

Genug Eiweiß essen Muskelaufbau braucht Protein. Fleisch ist ein bewährter Eiweißlieferant, ist aber nur in kleinen Dosierungen einigermaßen gesund. Und es ist ökologisch gesehen eine reine Katastrophe.

Durch unseren Konsum von industriell erzeugtem Fleisch sind wir:
- verantwortlich für den Raubbau an der Natur. Gigantische Areale von Tropenwäldern müssen Monokulturen weichen, damit Schweine mit Sojapampe gemästet werden können,
- verantwortlich für die Vergiftung der Böden und des Grundwassers. Irgendwo muss die ganze Gülle ja hin, die übrig bleibt, wenn Schweine, Hühner, Puten und Rinder ihre Pampe verdaut haben – drum kippen wir sie einfach auf die Felder,
- verantwortlich für eine perverse Tierquälerei.

Industrielle Tierhaltung geht zudem nur mit einem Maximum an Antibiotika und anderem Teufelszeugs, das auch wir über das Fleisch aufnehmen, und das über die Gülle im Grundwasser landet. Dieser Effekt ist mitverantwortlich für die Existenz multiresistenter Erreger, gegen die kein Kraut mehr gewachsen ist, und die allein in Europa für circa 25.000 Todesfälle pro Jahr verantwortlich sind. Und nicht zuletzt ist unser Fleischkonsum mitverantwortlich für den Klimawandel. Wenn du über 60 bist und Muskulatur aufbauen willst, rühre dir eine Stunde nach dem Training lieber einen Drink aus veganem Eiweißpulver an, statt ein Steak zu essen.

Nach Auswertung vieler Studien kommt Kast zu dem Ergebnis, dass Veganer, die gelegentlich Fisch essen, die höchste Lebenserwartung haben. Damit wir dieses lange Leben auch wirklich genießen können, brauchen wir im Alter besonders viel Eiweiß (Stichwort Muskelaufbau). Warum pflanzliches Protein gesünder ist als tierisches, ist übrigens noch nicht restlos geklärt. Es ist aber so.

Es gibt zahllose pflanzliche Eiweißlieferanten: Linsen, Kichererbsen, Bohnen, Bulgur, Nüsse, Samen und Weizenkeime. Weitere gute Eiweißquellen sind Joghurt, Quark und bestimmte Käsesorten. Die besten tierischen Produkte stammen von Demeter-Höfen. Diese arbeiten nach anthroposophischen, bio-dynamischen Grundsätzen. Du kannst sicher sein, dass die Tiere ein gutes Leben haben, und dass ihr Futter nicht in Containerschiffen über die Weltmeere reisen muss.

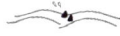

Wenn du begeisterter Fleischesser bist, sehe ich dich schon mit den Augen rollen. Das verstehe ich gut. Wenn man wenig Ahnung vom Kochen hat, hört sich das fleischlose Leben etwas langweilig an. Im Netz finden sich unzählige Blogs mit den köstlichsten vegetarischen Rezepten, in denen Kräuter und Gewürze eine große Rolle spielen. Wenn dir verstandesmäßig klar ist, dass Fleischkonsum nicht die allerbeste Idee ist, um dein Überleben und das des Planeten zu sichern, du dir aber keine Welt vorstellen kannst, in der du dir nicht an einem warmen Sommerabend ein knuspriges Bratwürstchen vom Grill holst, dann bleib erst mal dabei. Möglicherweise ist dann der erste Schritt, häufiger Fleisch aus artgerechter Haltung zu kaufen und deinen Fleischkonsum ganz langsam einzuschränken.

Achtung: zu viel an Eiweiß ist auch nicht gut. Wer keine Muskeln aufbaut und zu viel tierisches Protein zu sich nimmt, nährt das Wachstum von Krebszellen. Das gilt vor allem für jüngere Menschen. Ab 60 gilt das nicht: Hier wirkt sich eine proteinreiche Kost lebensverlängernd aus.

Zucker weglassen Zucker ist ein echtes Teufelszeug und verkürzt schon in mittelgroßen Dosierungen unser Leben genauso stark wie das Rauchen. Hier ein Zitat aus der Wochenzeitschrift DIE ZEIT:[18]

> *Faktencheck*
>
> **Die Studie eines Teams um Stanford-Forscher Sanjay Basu hat untersucht, wie zuckerreich die Ernährung in 175 Ländern ist und das ins Verhältnis zur Häufigkeit von Typ-2-Diabetes gesetzt. Das Ergebnis: Dort, wo Menschen mehr Kalorien aus Zuckerquellen zu sich nehmen als aus anderer Nahrung, steigt die Zahl der Diabetiker elfmal schneller, und zwar unabhängig davon, wie viel Sport die Menschen treiben oder wie hoch ihr Body-Mass-Index (BMI) ist.**

Die Zucker-Lobby hat es übrigens auf abenteuerliche Weise geschafft, missliebige Forscher zu diskreditieren, sie mundtot zu machen und dem Fett die Schuld an der weltweit grassierenden Epidemie der Fettleibigkeit in die Schuhe zu schieben. Warum ist Zucker so schädlich? Überschüssige Fructose – neben Glukose eine der zwei Zuckerarten – wird von der Leber umgehend in Fett umgewandelt. Zucker löst im Gehirn ähnliche Reaktionen aus wie Alkohol und führt zur Ausschüttung von Dopamin, das auch als »Glückshormon« bezeichnet wird. Darum können wir einen regelrechten Heißhunger auf Süßes entwickeln. Das ist auch der Grund, warum Alkoholiker auf Entzug gern Unmengen an Süßigkeiten essen, und warum viele Menschen Entzugserscheinungen wie Kopfweh oder Nervosität spüren, wenn sie auf Zucker verzichten müssen. Zucker ist nicht generell »böse«, sondern wie immer liegt das Problem in der Dosis. Manchmal ist es wichtig, Zucker zu essen, etwa wenn du exzessiv Ausdauersport betreibst. Triathleten verbrauchen auf einer Langdistanz (je nach Fitnessgrad dauert so ein Wettkampf zwischen 7,5 und 16 Stunden) bis zu 10.000 Kalorien, die sie in Form von zucker- und elektrolythaltigen Gels und Flüssigkeiten zu sich nehmen müssen, um nicht irgendwann ohnmächtig am Wegesrand zu landen. Diese Gels belasten nicht das Verdauungssystem (und zehren dort an den Energiereserven), sondern stehen sofort für den Antrieb der Muskulatur und das Funktionieren des Gehirns zur Verfügung. In allen anderen Situationen (also im normalen Leben) ist Zucker nicht nur überflüssig, sondern schädlich. Er ist nicht nur für unsere Fettpolster verantwortlich, sondern macht uns denkfaul und verschlechtert unser Erinnerungsvermögen.

So geht gute Ernährung:
- **Echtes Essen essen**
- **Viel Gemüse**
- **Viel pflanzliches Eiweiß**
- **So wenig Fleisch und Zucker wie möglich**
- **Pflanzliche Öle und Fette**

Wenn du nennenswert Übergewicht hast und es reduzieren möchtest, lass als Allererstes Zucker weitestgehend weg. Er lauert überall: ganz offensichtlich in Süßigkeiten und in Softdrinks wie Cola, Fanta & Co. Aber auch der auf den ersten Blick »gesunde« Apfel- oder Orangensaft ist eine Zuckerbombe, ebenso alle Süßspeisen und Kuchen. Zucker steckt aber auch ganz unauffällig in Industriefutter wie Ketchup, Müsli, Fruchtjoghurt, Brot und Mayonnaisesalaten. Inspiration und Kraft für einen Zuckerentzug kannst du dir beispielsweise in dem Blog *www.meine-zucker-freiheit.blog* holen – oder durch viele andere Erfahrungsberichte, die du im Internet findest.

> **Faktencheck**
>
> **Hier noch ein Zwischenergebnis von der schon erwähnten Alphabet—Tochter *Calico*, in der an der Unsterblichkeit geforscht wird: Bei Würmern ist es schon gelungen, deren Lebensspanne per Genmanipulationen von 20 auf 125 Tage zu versechsfachen. Gibt man diesen Würmern jedoch Zucker, ist der Effekt sofort wieder dahin. Seitdem isst die leitende Wissenschaftlerin Cynthia Kenyon weder Zucker noch Brot.[19] »Zucker ist der neue Tabak«, lautet ihr Fazit.**

Wenn du Fett abbauen willst UND unbeschadet Süßes essen willst, halte dich an Schokolade mit einem sehr, sehr hohen Kakaoanteil. Und natürlich (in Maßen) an Obst.

Fett und Kohlenhydrate Jahrzehntelang hielt man Fett für den größten Schurken im Kampf um den perfekten Körper. Vor einigen Jahren wurde diese Rolle neu besetzt mit den Kohlenhydraten. *Low Carb* ist so etwas wie eine Pseudoreligion geworden, in der natürlich Zucker, aber auch Weizenmehl, Kartoffeln, Nudeln und Brot des Teufels sind. Stand der Forschung heute zum Thema Fett: Es ist ein unverzichtbarer Bestandteil unserer Ernährung, da Vitamine nur mithilfe von Fett verstoffwechselt werden können. Mit Fett in der Nahrung hat unser Organismus über die ganze Evolution hinweg prima funktioniert. Raffinierter Zucker kam dagegen erst vor 300 Jahren auf unseren Speiseplan. Kalt gepresste pflanzliche Öle – allen voran das Olivenöl – sind hervorragende Geschmacksverstärker, machen satt und sind ein wichtiger Bestandteil einer guten Ernährung. Tierische Fette wie Schweineschmalz oder industriell erzeugtes Pflanzenfett wie Margarine sind dagegen weniger hilfreich. Stand der Forschung zu den Kohlenhydraten: Es gibt Menschen, die tatsächlich in seltenen Fällen Kohlenhydrate sehr schlecht verstoffwechseln, und die mit eiweiß- und fettlastiger Kost besser fahren. In allen anderen Fällen kommt es natürlich darauf an, in welcher Form und in welchen Mengen Kohlenhydrate verspeist werden. Es ist leicht nachvollziehbar, dass Kohlenhydrate in Form von Gemüse, Obst und vollwertigem Getreide passender für eine gute Ernährung sind als in Form von Donuts, Torten und Schokopudding.

So, jetzt reicht's mit Ernährungstipps. Fazit: Iss, was gut für dich ist, und erschaffe mit der richtigen Kombination aus Training und Ernährung den Körper, in dem du dich von morgens bis abends wohlfühlst und der deinen Lebenszielen entspricht.

Gute Beziehungen

Kommen wir zum nächsten wichtigen Baustein für ein gelungenes Alter: Freundschaften. In einer Metastudie von 2010[20] haben die Psychologieprofessoren Holt-Lunstad, Smith und Layton herausgefunden, dass ein positives soziales Umfeld und gute Sozialkontakte in hohem Maße lebensverlängernd wirken.

> **Faktencheck**
>
> **Einsamkeit erhöht unser Sterberisiko. In Zigaretten umgerechnet: Wenn wir gute Kontakte zu netten Menschen haben, können wir täglich 15 Zigaretten rauchen und sterben statistisch gesehen ungefähr zum gleichen Zeitpunkt wie ein einsamer gleichaltriger Nichtraucher.**

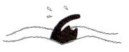

Wenn wir zudem auch in höherem Alter noch neue Freundschaften und Bekanntschaften knüpfen, sinkt unser Risiko, geistig zu verarmen und an Demenz zu erkranken.

Was heißt diese Erkenntnis für den Sport? Dass man ihn in einer Gruppe betreiben sollte. Auch das spricht für das Krafttraining im Sportstudio, statt allein zu Hause. Ein bisschen muss man allerdings selbst dazu tun, um dort Leute kennen zu lernen. Leichter ist es in Vereinen, in offenen Lauf- oder Walkingtreffs oder beim Tanzen. Sportkurse aller Art sind immer günstig, um andere Menschen kennen zu lernen. Nimm dir ein paar Minuten Zeit und befrage das Internet, welche Möglichkeiten es in deinem Umfeld gibt. Ich lebe auf dem Land und habe nach 15 Minuten mehr als zwanzig Möglichkeiten gefunden: vom Angeln über Walking und Tauchen bis zum Triathlon. In der Stadt sind die Möglichkeiten noch vielfältiger.

Möglicherweise hast du das Gefühl, dass dein Bekanntenkreis auch ganz unabhängig vom Sport eine Auffrischung verträgt. Leute lernt man nicht nur beim Sport kennen, sondern auch in Volkshochschulkursen, im Chor, als Gästeführer, im Ehrenamt, im Heimatverein und so weiter und so fort. Wie immer gilt: Alles, was du dir von anderen Menschen wünschst – etwa Aufmerksamkeit, Freundschaft, Anteilnahme, Inspiration – solltest du erst einmal selbst diesen anderen entgegenbringen. Erst säen – dann ernten. Wenn du geliebt werden willst, sei liebenswert.

Theoretisch ist jetzt klar, was du für ein gutes Leben brauchst. Jetzt geht es um das alles Entscheidende: das Handeln.

KAPITEL 5
Vorbereiten

Die Rolle von Visionen, Zielen und Unterstützung

»Der Geist ist willig, aber das Fleisch ist schwach« – diesen dämlichen Spruch musste ich mir als Zehnjährige von meinem Klavierlehrer anhören, wenn ich mal wieder beichten musste, dass ich eigentlich ganz viel üben wollte, aber uneigentlich keine Zeit dafür hatte. Dieses Muster wirst du wahrscheinlich auch kennen, wenn es um gute Vorsätze für einen anderen, besseren Lebensstil geht: Im Kopf haben wir ganz klar begriffen, dass wir etwas ändern müssen. Und wir wissen häufig auch, was wir tun müssen, um unsere Ziele zu erreichen. »Eigentlich« ist also alles klar. Doch zwischen Wissen, Wollen und Verhalten klaffen riesige Lücken. Ein wunderbares, weil gut belegtes Beispiel dafür sind die staatlich geförderten Umerziehungskampagnen, mit denen die US-Amerikaner Anfang der 90er zu gesundem Essen gebracht werden sollten. Es war mittlerweile klar, dass Übergewicht zu allen möglichen Zivilisationskrankheiten führte und unpassende Ernährung zu den größten Krebsursachen zählte. Das neue Ernährungsmantra lautete: fünf Portionen Obst und Gemüse pro Tag. Diese Botschaft wurde über alle Kanäle kommuniziert – mit Werbespots im Fernsehen, mit PR-Kampagnen, über Lehrprogramme in Schulen, Aufklärung in Supermärkten und so weiter und so fort. Kurz nach Start der Kampagne im August 1991 wussten lediglich 8 Prozent der Amerikaner, dass fünf Portionen Obst und Gemüse gesund und erstrebenswert sind. 1997 wussten das schon 39 Prozent – auf den ersten Blick ein ordentlicher Erfolg, auf den die Wissenschaftler, Kommunikationsexperten und Politiker sehr stolz waren. Welchen

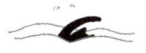

Fortschritt gab es auf der Verhaltensebene? Du ahnst es wahrscheinlich: gar keinen. Zu Beginn der Kampagne konsumierten 11 Prozent der Amerikaner die geforderten fünf Obst- oder Gemüseeinheiten – und nach 10 Jahren Gehirnwäsche waren es immer noch 11 Prozent. 2007 wurde ein neues Programm aufgelegt, das noch höher zielte: Als gesund galten ab jetzt nicht nur fünf Einheiten, sondern als erwünscht galt »so viel wie möglich«. Die Erfolge blieben auch hier aus. Heute, 30 Jahre später, konsumieren die US-Bürger sogar noch weniger Obst und Gemüse. Dieses Ergebnis ist umso erstaunlicher, da unter allen Gesundheitsrisiken die Angst vor Krebs bei den Amerikanern ganz oben steht. Deutlicher kann man nicht zeigen, dass Aufklärung – also Wissen – nicht einmal ansatzweise ausreicht, um Verhalten zu ändern. Man muss es wollen. Und auch das reicht leider nicht. Geschätzt 95 Prozent aller Diäten scheitern. Ganz offensichtlich wollten alle diese Gescheiterten ein Ziel erreichen (nämlich abnehmen), und mit gleich hoher Wahrscheinlichkeit wussten diese Menschen auch, was sie zu tun hatten, um dieses Ziel zu erreichen. Es ging trotzdem schief.

Zwischen Wissen, Wollen, Ausprobieren und Dranbleiben liegen Welten. Nur 5 Prozent aller Pläne für ein gesünderes Leben werden dauerhaft umgesetzt.

Wissen heißt noch lange nicht Handeln. Und Handeln bedeutet nicht, erfolgreich zu sein. Selbst wenn wir uns aufraffen, unseren Zielen Taten folgen zu lassen, heißt das noch lange nicht, dass wir unser Ziel auch erreichen. Denn ebenso groß ist die Lücke zwischen »zwei oder drei Mal etwas ausprobieren« und dem regelmäßigen Dranbleiben. Zur Erinnerung: Um etwas Anzufangen und Durchzuhalten, braucht man ein Motiv (siehe Kapitel 3). In diesem Kapitel wirst du dieses Motiv genauer beleuchten. Dann erfährst du, warum es sinnvoll ist, aus deinem Motiv (oder Motiven, wenn es mehrere sind) ein konkretes Ziel abzuleiten. Danach werden wir uns mit deinem ganz persönlichen Weg zu diesem Ziel beschäftigen. Und damit, einfach mal anzufangen. Wahrscheinlich wirst du zwischendrin immer wieder die

Flüsterstimme der Selbstsabotage hören, die dir kundtut, dass das alles Quatsch ist, was du hier tust, und dass du besser auf dem Sofa sitzen bleiben solltest. Darum beschäftigen wir uns später mit den schönsten und wirksamsten Mechanismen der Selbstsabotage: Du lernst, die Flüsterstimme wahrzunehmen und dich mit ihr zu unterhalten. Und es geht darum, wie du aus dem ersten Rumprobieren eine Gewohnheit machst und wie du mit Niederlagen umgehst.

1. Motive erforschen

Im Kapitel *Schrecken bis zum Ende* haben wir uns schon ganz generell mit den Gründen für eine Verhaltensänderung beschäftigt. Wenn du wirklich, wirklich der Altersfalle entgehen willst, brauchst du starke Motive. Du musst wissen, was dich antreibt, dein Verhalten zu ändern. Dann kannst du lernen, der Flüsterstimme zu widerstehen, die dich permanent wieder in das alte bequeme Leben zurückziehen will. Wenn du jetzt schon merklich auf der Altersspirale Richtung Abgrund schleichst, wird es dir leichter fallen, diszipliniert gegen die alten Muster zu arbeiten. Verlierst du schon merklich deinen Gleichgewichtssinn? Versagst du dir schon die eine oder andere Unternehmung, weil dir Energie und Kraft dazu fehlen? Nervt es dich im Stillen, dass du anfängst, dein Alter als Ausrede dafür zu benutzen, zu Hause rumzusitzen? Dann ist das eine gute Ausgangsbasis. Sollte es dir jetzt noch relativ gut gehen, wird es möglicherweise schwieriger werden. Was immer hilft, ist ein gutes Motiv. Das ist der Anfang von allem.

Ein gutes Motiv ist der Anfang von allem

Wir haben im Kapitel Schrecken bis zum Ende bereits zwei Gruppen von Motiven unterschieden: solche, die eher der Aussicht auf etwas Freudvolles entspringen. Sie lassen uns auf etwas Erstrebenswertes hin handeln. Und dann ist da die Gruppe der Motive, die uns handeln lassen, um etwas weniger Erwünschtes zu vermeiden. Man könnte auch sagen: Sie sind mehr oder weniger angstgetrieben. Egal, ob du weg von etwas willst oder ob du dich auf etwas hinbewegen willst – beide Motive haben zwei Dinge gemeinsam:

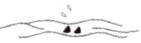

Erstens: Beide Zustände erzeugen einen Spannungszustand. Wollen wir unbedingt etwas haben – etwa das coole Gravelbike, einen Kurztrip nach Malle oder die schicken roten High Heels –, so verspüren wir eine mehr oder weniger schmerzhafte Sehnsucht, die sich lustvoll auflöst, wenn wir bekommen, was wir haben wollen. Genauso ist es bei Vermeidungsmotiven: Wenn wir Angst haben vor Schmerz, Entbehrungen, Konflikten oder Hunger, baut dies eine Spannung in uns auf, die uns im besten Fall zum Handeln motiviert. Die angstgetriebenen Spannungszustände haben eine umso größere Power, je pessimistischer man ist und je bedrohlicher die Faktenlage ist.

Motive sind eine notwendige, aber leider keine hinreichende Voraussetzung, um in die Gänge zu kommen.

Manchmal muss man nur ein wenig abwarten, und schon kommt der nächste Wunsch und ersetzt den Vorgänger. Zeit heilt nicht nur alle Wunden, sondern auch fast alle Sehnsüchte. Wer sich jemals von heftigem Liebeskummer erholt hat, kann das nachvollziehen. Erfahrungsgemäß wissen wir, dass die Sehnsucht nach den roten High Heels sehr schnell durch eine nach den aktuellen Adidas-Sneakern ersetzt wird. Genauso ist es bei den angstgetriebenen Motiven: Man kann sie einfach aussitzen und sich an den leichten Bedrohungszustand irgendwie gewöhnen. Die zweite Gemeinsamkeit positiver wie negativer Spannungen: Sie lassen uns auch einmal unbequeme Dinge tun und Opfer bringen, damit wir an unser Ziel kommen. Genau diese Kunst gilt es zu erlernen: Motive zu finden, die uns wirklich ins Handeln bringen und uns nicht gleich wieder in den alten Trott zurückwerfen, wenn es schwierig wird.

Finde heraus, was dir wirklich, wirklich wichtig ist im Leben.

Sicher hast du dir in der Zwischenzeit schon einige Gedanken zu deinen persönlichen Motiven gemacht. Wenn nicht – hier sind Fragen, die dir mehr Klarheit bringen können. Nimm dir für die Antworten ein paar ruhige, ungestörte Minuten. Lasse dazu innere Bilder aufziehen und höre in dich hinein.

Fragen, mit denen du deine positiven Motive und Ziele findest

Stelle dir dich und dein Leben mit 70, 80, 90 oder 100 Jahren vor:

- Wie soll sich dein Körper anfühlen?
- Wie soll er aussehen?
- Welche alltäglichen Dinge (wie Anziehen, Einkaufen, Cocktails mixen, Schraubverschlüsse öffnen, selbständig essen und trinken, Toilettengänge) willst du zu diesen Zeitpunkten noch völlig selbständig tun und erleben?
- Welche besonderen Dinge, die jetzt dein Leben lebenswert machen, willst du zu diesen Zeitpunkten noch selbständig ausüben – etwa Reisen, Hobbys, Unternehmungen, Sport, Ehrenamt, Besuch von kulturellen Veranstaltungen wie Oper, Konzerten, Museen?
- Was sind deine Lieblingsbeschäftigungen, für die du körperliche Leistungsfähigkeit brauchst?
- Was ist die höchste Vorstellung von dir selbst?
- Welches Vorbild möchtest du deinen Kindern, Enkeln und Freunden sein?
- Wie möchtest du gern von anderen gesehen werden? Was sollen andere an dir und deinem Lebensstil bewundern?
- Was möchtest du in der dir verbliebenen Restlaufzeit auf jeden Fall noch erleben, ausprobieren und erkunden? Was erfüllt dich?
- In welchem geistigen Zustand möchtest du alt werden?

Fragen, mit denen du deine Vermeidungsmotive findest

Stelle dir dein Leben mit 70, 80, 90 oder 100 Jahren vor:
- **Welche körperlichen Einschränkungen willst du auf jeden Fall vermeiden?**
- **Vor welchen Einschränkungen bezogen auf deine eigene Versorgung hast du den größten Horror?**
- **Was macht dir die größten Sorgen bezogen auf dein soziales Leben im Alter?**
- **Wie sollen dich andere unter keinen Umständen sehen?**
- **Wie fühlst du dich, wenn du Machtlosigkeit, Schmerzen, Hilfsbedürftigkeit und Langeweile ertragen musst?**
- **Wie möchtest du unter keinen Umständen deine letzten Lebensjahre verbringen?**
- **Wie viel von deinem Vermögen möchtest du für Pflegeleistungen ausgeben? Was könntest du sonst mit diesem Geldbetrag anfangen, wenn du geistig und körperlich fit bist?**

Schau nach dieser Übung auf deine Liste und markiere die Antworten, die in dir die stärksten Sehnsüchte oder die stärksten Widerstände auslösen. Damit bist du deinen zentralen Motiven schon sehr nah gekommen – zumindest jenen, die dir bewusst sind.

Anschließend noch ein kleiner Test, mit dem du deine persönlichen Grundmotive überprüfen kannst. Einer auf neurobiologischen Erkenntnissen basierenden Theorie zufolge wurden die Menschen seit der Urzeit von drei grundlegende Emotionen beziehungsweise Motiven geleitet, die letztlich unser Überleben gesichert und unsere Entwicklung gefördert haben: Balance und Sicherheit, Stimulanz und Neugier sowie Dominanz und Machtstreben.

Unser Bedürfnis nach Balance, Stabilität und Sicherheit ist die älteste und machtvollste Instruktion. Sie ist rund 3,5 Milliarden Jahre alt. Physiologisch kann man sie schon bei der Ausbildung von Zellwänden beobachten: Entwicklungsgeschichtlich war dies die erste »Sicherheitsmaßnahme«, mit der sich ein Organismus gegen äußere Einflüsse schützte. Moderne Erscheinungsformen dieses Motivs sind der Wunsch nach den eigenen vier Wänden, die Wahl eines sicheren Arbeitsplatzes, der Abschluss einer Versicherung. Die Balanceinstruktion ist verantwortlich für das überaus bemerkenswerte Beharrungsvermögen, das viele Menschen selbst scheinbar Unerträgliches aushalten lässt: Es ist besser, das vertraute Elend in frustrierenden Beziehungen und leidvollen Arbeitsplätzen zu ertragen, als das Risiko einer Veränderung einzugehen. Am Ende könnte es in der nächsten Beziehung und am nächsten Arbeitsplatz noch schlimmer werden. Da ist es sicherer, dort zu bleiben, wo man ist. Die Balanceinstruktion ist es übrigens, die uns im Supermarkt zum Markenartikel greifen lässt – dieser trägt das sichere Versprechen von Qualität gegenüber den No-Name-Artikeln in sich.

Das nächste Grundmotiv ist die Stimulanz und Reiz-Risikolust. Evolutionär gesehen ist die Stimulanz die Kraft, die uns die sicheren Höhlen verlassen und Neues erforschen ließ. Schon bei Einzellern kann man nachweisen, dass die Erkundung ihrer Umwelt (das Aufsuchen chemisch leicht veränderter Umgebungen) mit einem leichten elektrophysiologischen Spannungsgefälle (sprich: einem Erregungszustand) verbunden ist. In unserer Gesellschaft reden wir von »Lust« oder »Nervenkitzel«, die uns zu Aktivitäten wie Freeclimbing oder Bunjee-Jumping verführen. Machen wir etwas Neues, das auch nur mit einem Hauch von Risiko verbunden ist, so finden wir das spannend und aufregend. Kino oder TV ermöglichen es uns heute, die Instruktion »Stimulanz« mit der Instruktion »Balance« zu verbinden: Völlig gefahrlos können wir uns in fremde Welten einklinken, unsere Sinne von neuen Eindrücken anreizen lassen und dabei bequem auf dem Sofa liegen. Die Reiz-Risikolust nimmt im Verlauf des Lebens dramatisch ab: Kinder haben einen unglaublichen Forscherdrang und begeistern sich für alles Neue – ältere Menschen dagegen lieben eher das Vertraute und Über-

schaubare: Ihre Balanceinstruktion nimmt tendenziell zu, die Stimulanzinstruktion nimmt ab. Natürlich gibt es auch alte Menschen, die noch immer auf der Suche nach dem nächsten Kick sind und ihren Forscherdrang noch nicht verloren haben. Wie bei allen menschlichen Eigenschaften gibt es immer einen Durchschnitt und eine Tendenz – und die mehr oder weniger häufigen Ausnahmen von der Regel.

Das dritte grundlegende Motiv ist unser Dominanz- und Machtstreben. Im Verlauf der Evolution konnten sich diejenigen Herdenmitglieder fortpflanzen, denen es gelang, sich gegen missliebige Konkurrenten aus der eigenen Gruppe durchzusetzen. Der oder die dominierende Herdenvorsitzende hat sowohl die Macht über die Vermehrungspartner als auch über die Zuteilung der Beute beziehungsweise der Nahrungsmittel. Ein bisschen was davon haben auch wir Menschen uns bewahrt. Wer eine hohe Dominanzinstruktion hat, wird sich immer wieder Schauplätze suchen, auf denen sie beweisen kann, die Nr. 1 zu sein: im Sport, in der Unternehmenshierarchie, bei allen möglichen Gruppenaktivitäten. Die gesamte Luxusgüterindustrie lebt von den Alphatieren, die Porsche, Rolex oder Gucci-Tasche als Rangabzeichen brauchen. Im Englischen gibt es den wunderbar entlarvenden Begriff der *Trophy Wife* – die umwerfend aussehende Gattin, die wie eine Trophäe im Kampf gegen die Mitbewerber errungen wurde und entsprechend luxuriös verpackt bei sozialen Anlässen zur Schau gestellt wird.

Was ist dein wichtigstes Grundmotiv?
- **Stimulanz: Du probierst gern etwas Neues aus und bist schnell gelangweilt.**
- **Balance: Du entscheidest dich in der Regel eher für das Sichere und Bewährte.**
- **Dominanz: Du bist gern die Nr. 1 und zeigst das auch.**

In jedem Menschen wirken diese drei Grundmotive, wobei eines besonders dominant ist. Probierst du gern Neues aus und bist schnell gelangweilt? Dann ist sicher die Stimulanz dein beherrschendes Motiv. Stellst du gern unter Beweis, dass du der oder die Beste, Klügste, Erfolgreichste bist? Dann wird es auf Dominanz hinauslaufen. Liebst du es überschaubar und vertraut und probierst du nur dann etwas Neues aus, wenn relativ sicher ist, dass es keine unangenehmen Folgen hat, dann gehörst du zur großen Mehrheit der Menschen, deren dominante Instruktion Balance und Sicherheit ist.[21]

Was bedeutet das für deine Motivation, dich über regelmäßigen Sport und passende Ernährung bis ins hohe Alter fit zu halten?

Du bist eher sicherheitsorientiert. Du wirst dich motivieren können, wenn du dir klarmachst, welche lieb gewonnenen Routinen und Sicherheiten dir verloren gehen, wenn du alt bist. Du wirst dich auch gut mit Bedrohungsszenarien motivieren können. Am wohlsten wirst du dich in einer Sportart fühlen, die dir bereits ein wenig vertraut ist und die kein Risiko birgt – am besten in einer festen Gruppe von netten Menschen, die ähnlich ticken wie du. Du bist gegenüber anderen klar im Vorteil, weil es dir leichter fallen wird, eine Routine einzuhalten, wenn du dich erst aufgerafft hast, dein Leben zu ändern. Wohlgemerkt: wenn!

Du bist eher stimulanzorientiert. Du wirst dich motivieren können indem du dir klarmachst, wie langweilig ein eingeschränktes Leben im Alter sein wird. Du bist gegenüber anderen klar im Vorteil, weil du sicher Spaß daran hast, alle möglichen Sportarten auszuprobieren – insbesondere welche, bei denen du in der Weltgeschichte herumgondeln kannst und/oder bei denen man viel experimentieren muss und kann, um sich zu verbessern. Deine Herausforderung wird darin bestehen, dich einer Routine unterzuordnen und dranzubleiben. Zweimal die Woche immer wieder ähnliche Übungen beim Krafttraining auszuführen, kann für dich zur Herausforderung werden, wenn du nicht gleichzeitig für Unterhaltung sorgst. Ich schaffe das nur mit Hörbüchern und Podcasts. Musik – das Patentrezept vieler Sportler zur Selbstmotivation – ist mir zu langweilig.

Du bist dominanzorientiert. Das ist die allerbeste Voraussetzung, um dein Leben zu ändern, denn allein die Aussicht, deinen Altersgenossen (oder jüngeren Menschen) sportlich gesehen voraus zu sein und ihnen zu zeigen, was noch möglich ist, müsste schon als Motiv ausreichen, um loszulegen. Möglicherweise hast du auch schon Leistungssport betrieben, als du jung warst, und kannst schnell wieder die notwendige Disziplin aufbringen. Bei dir besteht die Gefahr, dass du vorschnell aufgibst, wenn sich die Erfolge nicht so schnell einstellen wie früher, oder wenn es zu wenig Anerkennung für die Fortschritte gibt. Gefährlich für Dominante ist auch der Vergleich mit besseren Sportlern der eigenen Altersklasse: Wer auf dem Volkslauf nicht unter den ersten 10 landet, ist schnell versucht, es dranzugeben. Tipp: Vergleiche dich immer mit den Unsportlichen deiner Altersgruppe. Von denen gibt es überreichlich viele; und da bist du schon mit mittelprächtigen Leistungen der Überflieger.

Schau dir jetzt deine Liste an und finde die stärksten Motive. Checke noch einmal, ob diese ungefähr zu deinem Motivprofil passen.

Das Problem mit dem »Wollen«

Eins muss dir klar sein: Nur wenn du wirklich etwas verändern willst, wirst du dein Ziel erreichen, also Erfolg haben. Ohne diesen Willen ist alles andere nutzlos. Wenn wir uns die Biografien von Ausnahmeathleten und anderen Super-Erfolgreichen anschauen, fällt eines auf: Sie alle wollten es so. »Einfach nur so« oder nebenbei ist bisher kein großer Erfolg zustande gekommen. Doch mit der Empfehlung: »Du musst es einfach nur wollen«, ist bisher kaum ein Couchpotato von eben dieser gekrabbelt und hat von heute auf morgen sein Leben geändert. Denn mit dem Willen verhält es sich ungefähr so wie mit dem Verliebtsein: Es lässt sich nicht einfach so herbei befehlen.

Dessen ungeachtet versuchen wir gern, von Erfolgreichen zu lernen, wie man Ziele erreicht. Es gibt dazu schon einen richtigen Beruf – den des *motivational speaker*: Menschen, die einem größeren oder kleineren Publikum erzählen, woher man die Motivation schöpft, große Ziele zu erreichen. Einer meiner Lieblinge ist

Jonas Deichmann, ein Extremsportler, der sich überwiegend auf dem Fahrrad fortbewegt. Deichmann hält diverse Weltrekorde: So fuhr er in 97 Tagen 23.000 Kilometer von Alaska nach Feuerland und pulverisierte den bis dahin geltenden Rekord gleich um 28 Tage. Das Ganze *unsupported*, wie man in der Bikepacking-Szene sagt, also ganz auf sich allein gestellt, ohne Begleitfahrzeuge und organisierte Hilfe. Einen ähnlichen Rekord stellte er 2019 auf der *Cape-to-Cape-Tour* vom Nordkap bis Kapstadt auf: Hier verbesserte er den Rekord von 102 auf 72 Tage. Auch Deichmann erzählt einem erfolgshungrigen Publikum höchst unterhaltsam, wie man sich zu solch extremen Leistungen motiviert. Wenig überraschend: Das Erfolgsgeheimnis liegt jenseits von guter Ausrüstung, körperlicher Kondition und regelmäßiger Nahrungsaufnahme. Es ist Kopfsache: Du musst es wollen, und du musst 100 Prozent sicher sein, dass du es schaffst.

> *Das Erfolgsgeheimnis großer sportlicher Erfolge liegt im Kopf.*

Dazu gesellen sich von allen Zweifeln befreite innere Monologe mit klarer Zielvorgabe. Nicht: »Ich könnte es schaffen«, sondern: »Ich schaffe es in x Stunden.« Diese Ziele bricht er in überschaubare Etappenziele herunter: »Ich fahre immer bis zum nächsten Schokoriegel«, sprich: bis zur nächsten Tankstelle oder zum nächsten Supermarkt. Um sich gegen alle Angriffe der berühmten Flüsterstimme der Selbstsabotage zu wappnen, greift Deichmann gelegentlich zu außergewöhnlichen Trainingsmethoden. In einem Interview verriet er, dass er auch schon mal 8 Stunden ohne jegliche Ablenkung auf einem Rollentrainer fahre – vor ihm nichts als eine weiße Wand. So ließen sich auch stundenlange Fahrten durch menschenleere Einöden unter ungünstigen Bedingungen üben. Wann denn Schluss sei mit Willenskraft, wurde er in einem Interview gefragt. Antwort: Wenn er Todesangst bekäme und diese auch körperlich spüre. Auf einem Höhenpass in Peru sei es einmal so weit gewesen. Weitergefahren ist er trotzdem. Warum Deichmann so wenig Konkurrenz in seiner Nische hat, ist klar: Seine Ziele wollen andere Menschen einfach nicht erreichen.

Also alles nur eine Frage des Willens? Das ist schlicht und einfach nur zynisch. Es ist natürlich das Allereinfachste, unsere unzähligen gescheiterten Versuche abzunehmen, nicht zu rauchen/zu trinken, weniger zu bingen, zu kaufen, zu arbeiten oder was auch immer einfach der mangelnden Willenskraft in die Schuhe zu schieben. Denn zu dieser umwerfenden Diagnose tendieren gern die disziplinierten Wundermenschen, wenn sie auf die Masse der Versager blicken: »Du wolltest es eben nicht genug.« Gern wird bei dieser Gelegenheit auch das ultimative Loser-Sprichwort hinterhergeschickt: »Wer will, findet Wege, wer nicht will, findet Gründe.« Alles klar? Darin steckt ein Körnchen Wahrheit, aber wirklich nur ein kleines. Dass wir so oft scheitern, obwohl wir etwas »eigentlich« wollen, liegt einfach daran, dass wir nicht gelernt haben, die Kräfte zu erkennen und zu entmachten, die uns immer wieder vom Weg abbringen. Und das sind nicht nur die Kräfte in uns selbst, sondern vor allem auch die Kräfte, die von außen auf uns wirken: das System, in dem wir leben, und die Menschen, mit denen wir uns umgeben.

Du musst den Mut haben, deinem Herzen zu folgen.
JONAS DEICHMANN

Es reicht für den Anfang, wenn du den Willen der Veränderung in dir spürst und loslegst. Wie du mit der Flüsterstimme der Selbstsabotage umgehst, die dich immer wieder vom Weg abbringt, besprechen wir im Kapitel »Loslegen und Durchhalten«. Für jetzt nur so viel: Verspürst du in dir eine stille oder ausgeprägte Sehnsucht, dich in deinem Körper wohlzufühlen und kraftvoll den Rest deines Lebens zu verbringen? Dann ist das ein guter Anfang. Oder, um es noch einmal mit Jonas Deichmann auszudrücken: »Du musst den Mut haben, deinem Herzen zu folgen.« Wenn dein Herz dir sagt, dein Leben (wenigstens ein bisschen) zu verändern, dann lies weiter.

Steffen Kessler ist Geschäftsführer der Franchise Portal GmbH. Er studierte Sportwissenschaften und ist Autor des Podcasts Lebenslänglich leichter leben. Dort informiert er seine Community über alle Themen rund um Aufbau und Erhalt der Leistungsfähigkeit und Gesundheit. Er richtet sich speziell an Unternehmer, Selbstständige und Freiberufler mit junger Familie, denen die konsequente Umsetzung im turbulenten Alltag schwerfällt.

Steffen, woher nimmst du deine Motivation, gesund zu leben und regelmäßig Sport zu treiben?

Was den Sport angeht, ist die Antwort einfach. Ich habe Spaß daran. Die Sache selbst motiviert mich, seit ich denken kann. Erst später ist mein Interesse an Sport und anderen Themen rund um meine Gesundheit gewachsen. Ein großer Teil stammt sicher aus meiner Zeit, als ich Rettungssanitäter war. Schon nach kurzer Zeit war mir klar: So erbärmlich will ich nicht altern! Am schlimmsten empfand ich die totale Abhängigkeit der Patienten und den inneren Groll, den sie mit sich herumtrugen. Bei vielen Älteren und selbst bei unter 60-Jährigen hatte ich den Eindruck, dass sie diesen Krankentransport hätten vermeiden können, wenn sie vorher nicht die Augen verschlossen und rechtzeitig gegengesteuert hätten. Ich bin zutiefst davon überzeugt, dass wir früher oder später die Quittung für unsere Lebensweise bekommen, wenn wir das Problem in jüngeren Jahren verdrängen. Außerdem bin ich nicht davon abzubringen, dass regelmäßiger, kontinuierlicher Sport und eine gute Ernährungsweise wie Medizin wirken und andere Turbulenzen des Lebens ausgleichen können.

Was waren denn die besonders prägenden Erlebnisse als Rettungssanitäter?

Schlimm waren immer die Verlegungen von Daheim ins Altersheim. Endstation. Da siehst du, wie die »Neulinge« in einem Jahr ausschauen werden: Krumm und teilnahmslos an der Schnabeltasse hängend. Ewig

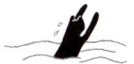

werde ich mich an einen 50-jährigen LKW-Fahrer erinnern, der nach einem Herzinfarkt reanimiert wurde und zu den 6 Prozent der Glücklichen gehörte, die das lebend überstehen. Noch in der Rehabilitation hat er seinen Job gekündigt und sein Leben von Grund auf umgekrempelt. Ich habe mich gefragt, warum immer erst der Hammer kommen muss, bevor es zur Veränderung kommt. Eine kleine Anmerkung am Rande: Würden mehr Laien im Notfall reanimieren, ließe sich die Überlebensrate auf über 20 Prozent steigern. Wer dieses Lotteriespiel als Patient lieber vermeiden möchte, der kann in jüngeren Jahren viel dafür tun. Mich motiviert das. Vor allem muss einem klar sein, dass man ja auch seine Angehörigen mit reinreißt. Wie häufig haben mir die überlasteten und genervten Kinder oder Partner auf der Fahrt ihr Leid geklagt. Mir war klar: So will ich nicht enden! Und wenn doch: Ich will mir nicht übermäßig vorwerfen müssen, dass ich nicht auf mich achtgegeben hätte. Ein zweites Leben und einen zweiten Körper bekommst du nicht. Deshalb sind dein Körper, deine Leistungsfähigkeit und deine Gesundheit das wichtigste Fundament im Leben. Während meiner Sanitäterzeit dachte ich, mit 60 ist das echte Leben vorbei. Ich musste erst später in einen Rennrad-Verein eintreten und mich von 60-Jährigen abziehen lassen, um zu merken, dass das nicht so sein muss. Jahre später war ich in Kenia und habe dort eindrucksvoll gelernt, dass Zufriedenheit und Fröhlichkeit nicht im Materiellen zu finden sind. Ein wichtiger Baustein meiner Zufriedenheit ist mir dort bewusst geworden: mich leistungsfähig zu fühlen, meinen Körper zu spüren und zu wissen, dass ich gesund bin.

2. Vom Motiv zum Erfolgsbild

Wenn dir klar ist, was dich antreibt, ist die Zeit reif für eine kraftvolle Vision, also für ein konkretes Bild deiner erfolgreichen Zukunft. Denn eine Vision ist eines von vielen Elementen, mit denen du deine Willenskraft stärkst und dich gegen Misserfolge wappnest. Beim Wort »Vision« sträuben sich dir vielleicht jetzt schon die Nackenhaare, denn mit diesem Begriff haben in unserer rationalen, vermeintlich vernunftgesteuerten Gesellschaft viele Menschen ein Problem. »Wer Visionen hat, sollte zum Arzt gehen«, empfahl einst Ex-Bundeskanzler Helmut Schmidt. Mit diesem Satz griff er tief in die Trickkiste der schwarzen Rhetorik. Er musste sich damals der parteiinternen Konkurrenz durch Willy Brandt erwehren, der anders als Schmidt höchst motivierende Vorstellungen (»Visionen«) von der künftigen Bundesrepublik unter seiner Führung hatte. Aus naheliegenden Gründen vermeiden unsere Politiker tunlichst, uns zu sagen, was sie am Ende ihrer Wahlperiode ganz konkret erreicht haben wollen – es könnte ja sein, dass man an diesen konkreten Zielen auch gemessen wird. Also bleibt man lieber im nebulösen Blabla und wirft uns schwammige Begriffe wie »Wohlstand, soziale Gerechtigkeit und Nachhaltigkeit« an den Kopf, gegen die man im Ernstfall nicht viel einwenden kann. Nach heutigem Stand der Forschung kann man sagen: Wer keine Visionen im Sinne von konkreten, attraktiven Zielbildern hat, aber sich selbst und andere unter widrigen Umständen auf entschlossenes Handeln einschwören will, sollte tunlichst zu einer Expertin gehen, um herauszufinden, wie dieses Zielbild aussieht. Denn die motivierende Kraft einer klaren Vision ist nicht zu unterschätzen. Im Folgenden werde ich den Begriff »Vision« durch »Erfolgsbild« ersetzen, denn er sagt eindeutiger, um was es hier geht: um ein positives Bild (oder einen Film) unseres künftigen Lebens in der Zukunft, wenn wir alle unsere Ziele erreicht haben.

Was ein konkretes Zielbild bewirkt:
- **Du findest heraus, was du wirklich willst.**
- **Du kannst einen klaren Plan daraus entwickeln.**
- **Du schöpfst daraus die Motivation, um durchzuhalten.**
- **Du erschaffst deine eigene Realität und reagierst nicht einfach nur auf das, was passiert.**
- **Du weißt, was du tun und was du lassen wirst.**
- **Du kannst anderen klar kommunizieren, was du tun und was du lassen willst.**

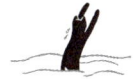

Wir erinnern uns: Motive zum Handeln entstehen aus der Vermeidung negativer Gefühle und dem Streben nach positiven Gefühlen, also aus allem, was sich im Spannungsfeld zwischen Lust und Unlust befindet. Ein lebendiges Erfolgsbild verschafft uns die Aussicht auf diese guten Gefühle und erzeugt eine Sehnsucht, einen Spannungszustand. Dieser Spannungszustand treibt uns an und gibt uns die notwendige Frustrationstoleranz, wenn wir mal einen Durchhänger haben. Dazu kommt: Wenn wir unser Ziel visualisieren, uns also ein positives, plastisches und realistisches Bild von einem Ziel verschaffen, arbeiten wir unterbewusst darauf hin. Eine einfache Zahl – beispielsweise: Mein Körperfettanteil soll bis Weihnachten 18 Prozent betragen – motiviert und steuert uns nicht so stark wie ein Bild davon, was wir mit der neuen Leichtigkeit und Kraft erleben wollen: schmerzfrei eine lange Wanderung mit Freunden machen oder die seit Jahren im Schrank vor sich hin schlummernde Lieblingshose auf die nächste Party anziehen.

Von allen Super-Erfolgreichen wissen wir, dass sie klare Vorstellungen davon hatten, was sie einmal erreichen wollen. Der Gründer des Online-Handelsgiganten Amazon, Jeff Bezos, hatte von Anfang an die Vorstellung von einem *everything store*, einem Laden, in dem es alles geben und der auf den Weltmärkten mitmischen sollte. Diese für »Normalos« leicht nach Größenwahn klingende Vision setzte er strategisch brillant um, indem er erst einmal im Kleinen mit dem logistisch unproblematischen Buch begann. Danach dehnte er die Herrschaft Sortiment für Sortiment weiter aus.

Eine Vision ohne Plan ist nur ein Traum
Ein Plan ohne Vision ist Mühsal
Eine Vision und ein Plan können die Welt verändern

ARI WEINZWEIG

Wenn man nicht nur sich, sondern auch andere motivieren will, ist ein Erfolgsbild der allerbeste Weg, um anzufangen: Zum einen kann man sich sicher sein, dass alle das Gleiche wollen. Und es gibt einen gemeinsamen geteilten Grund, sich anzustrengen. Der französische Schriftsteller Antoine de Saint-Exupéry fand dazu diesen wunderschönen Satz:

> Wenn Du ein Schiff bauen willst, dann trommle nicht Männer zusammen, um Holz zu beschaffen, Aufgaben zu vergeben und die Arbeit einzuteilen, sondern lehre die Männer die Sehnsucht nach dem weiten, endlosen Meer.

Dein nächster Schritt wird nun folgerichtig darin bestehen, deine eigene Sehnsucht in ein Erfolgsbild zu verwandeln.

Dein Erfolgsbild:

Nimm dir eine Stunde Zeit und sorge dafür, ungestört zu sein. Am besten gehst du irgendwohin, wo du dich sehr wohlfühlst – das kann im Sommer auch irgendwo in der Natur sein. Schließe deine Augen, und stelle dir möglichst lebendig vor, wie dein Leben im besten Fall aussieht, wenn du 80, 90 oder 100 Jahre alt bist. Suche dir einen konkreten Tag aus – vielleicht Weihnachten, deinen Geburtstag, deinen Hochzeitstag oder ein anderes wichtiges Datum. Spiele den Tag in Gedanken vom Aufstehen bis zum Einschlafen durch: Wo lebst du? Mit wem? Wie siehst du aus? Wie leistungsfähig bist du? Was passiert an diesem Tag? Welche alltäglichen und besonderen Dinge tust du? Worauf freust du dich? Woran siehst du, dass du alles das, was du gern tust, noch in die Tat umsetzen kannst? Welche Pläne hast du? Welche Menschen begegnen dir an diesem Tag, und was erlebt ihr zusammen? Wie endet dieser Tag? Wie geht es dir? Schreibe das, was du gesehen hast auf – keine Stichworte, sondern ganze Sätze. Solche Erfolgsbilder können mehrere Seiten lang sein. Am Ende hast du ein klares Bild deiner Zukunft als Hochbetagte/r beschrieben. Hier ein paar Spielregeln:

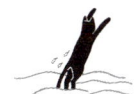

- **Schreibe zwingend in der Gegenwartsform – so, als sei alles das bereits eingetreten, was du beschreibst.**
- **Sende alle beeinträchtigenden Gedanken weg – die berühmte innere Flüsterstimme der Selbstsabotage (»Das schaffst du sowieso nicht«) darf für eine Stunde einfach mal die Klappe halten.**
- **Schreibe einfach drauf los – am besten ganz klassisch mit der Hand. Und bleibe im Schreibfluss: Wenn die Gedanken mal haken, male einfach ein paar Schleifen aufs Papier.**
- **Du kannst dabei auch Rückschau halten: Was hast du bis zu diesem Zeitpunkt erlebt? Welche Erfolge wurden gefeiert und welche Misserfolge gab es zwischendrin zu bewältigen?**
- **Wenn du dich zum Schreiben in eine gute, optimistische Stimmung versetzen willst – was bei dieser Aufgabe grundsätzlich eine gute Idee ist -, dann mache dir zur Einstimmung eine Liste aller Dinge, die dir im Leben schon gut gelungen sind (auch Erfolge genannt). Das können ganz kleine (»Ich backe einen hervorragenden Apfelkuchen«) oder größere sein (»Mit 20 war ich Großmeisterin im Schach«).**

Hier ein Beispiel, wie so ein »Gut-Leben-im-Alter-Erfolgsbild« aussehen kann:

Pauls Erfolgsbild 2039 (geschrieben am 1. August 2020)

»Es ist der 15. Juni 2039. Es ist mein 85. Geburtstag. Ich wache wie immer gegen 6 Uhr auf. Nach ein paar Minuten stehe ich auf und setze für mich und Klara den Kaffee auf. Ich schaue aus dem Fenster und sehe, wie die Stadt langsam zum Leben erwacht, und ich genieße die stille Zeit mit mir und meinen Gedanken. Heute wird natürlich ein turbulenter Tag werden: Unser Sohn Thomas wird mit seiner Frau Mara zur Geburtstagsfeier kommen, und zwei ihrer Kinder plus unsere beiden Urenkel Janes und Elvira sind auch dabei. Wir machen unsere traditionelle Wanderung auf den Kickelhahn und werden dort bei hoffentlich bestem Wetter oben im

Gasthaus zu Mittag essen. Ich bin gespannt, ob Janes und Elvira den Weg mittlerweile allein schaffen – im letzten Jahr haben beide zwischendrin fast schlappgemacht. Ich bin unendlich dankbar, dass Klara und ich trotz unseres hohen Alters noch relativ leicht die 360 Höhenmeter auf den eigenen zwei Beinen bewältigen können. Viele unserer Freunde sitzen nur noch zu Hause herum oder vegetieren im Pflegeheim vor sich hin. Ich weiß noch ganz genau, wie ich mit Mara darüber sprach, für Klara und mich zum 60. Geburtstag E-Bikes anzuschaffen. Sie hat mir einen freundlichen Vortrag darüber gehalten, dass so ein Hilfsmittel der Anfang vom Untergang sei, und dass wir statt eines Elektromotors lieber unsere Muskelkraft zurückgewinnen sollten. Wir haben damals ein paar Wochen und ein paar Gespräche mehr gebraucht, um zu verstehen, dass sie recht hat. Klara und ich sind dann in den Sportverein SV Ilmenau eingetreten und haben dort erst nur das Fitnesscenter genutzt. Später haben wir schnell Anschluss an eine Gruppe von Älteren gefunden, die regelmäßig das Sportabzeichen macht. Ich weiß noch, dass wir uns am Anfang ein bisschen blöd vorgekommen sind. Und dass wir tatsächlich ein wenig aufgeregt waren, als wir uns das erste Mal für das Abzeichen angemeldet haben – ich für Geräteturnen, Klara für Leichtathletik.

Die E-Bikes haben wir uns dann doch angeschafft – aber nicht zum 60., sondern erst zum 70. Geburtstag. Hier in Ilmenau ist es einfach zu hügelig – und bevor wir uns quälen oder ganz auf das Radfahren verzichten, akzeptieren wir einfach, dass es ab und zu sinnvoll ist, sich Unterstützung zu holen. Außerdem können wir seitdem wieder ganz gut mit unseren Kindern und Enkeln bei den Radtouren mithalten.

An Nachmittag sind wir von unserer Wanderung zurück. Die Kinder, Enkel und Urenkel verabschieden sich. Klara und ich haben noch ein paar Stunden Zeit, um uns auszuruhen. Am Abend steht noch ein Konzert des Akademischen Chores auf dem Programm, zu dem wir uns mit unseren Freunden aus dem Sportverein verabredet haben. Danach reden wir bei einem Glas Wein noch über unseren Plan, gemeinsam im Herbst die uns noch fehlende Etappe des Donauradweges von der bulgarisch-rumänischen Grenze bis zur Donaumündung am Schwarzen Meer zu absolvieren. Erst ganz spät sind wir zu Hause. Vor dem Ein-

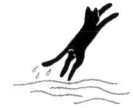

schlafen gebe ich Klara noch einen Kuss und bin dankbar für unser gutes Leben und unsere Gesundheit.«

Soweit dieses Beispiel, das dir als Inspiration dienen soll. Nichts von dem, was dort beschrieben wurde, ist zum Zeitpunkt des Schreibens schon eingetreten: Es beschreibt das, was idealerweise eintreten könnte oder sollte. Eigentlich darf man so ein Erfolgsbild nur für die eigene Person schreiben, denn ich kann schlecht von jemand anderem erwarten, in meiner Zukunft so zu »funktionieren«, wie ich es will. Wenn in deiner Vision dein Ehe- oder Lebenspartner auftaucht – so wie in diesem Beispiel die Ehefrau Klara – dann ist das eine prima Gelegenheit, darüber zu reden, ob ihr die gleichen Lebensziele verfolgt. Am Ende kommt dann ein gemeinsames Erfolgsbild heraus. Möglicherweise will Klara nicht nur den Donauradweg fahren, sondern hat noch ganz andere Ideen – mit dem Rad durch Kambodscha zu fahren oder auf Stewart Island den *Northwest Circuit Trail* zu laufen. Vielleicht mag sie auch nicht im SV Ilmenau trainieren, sondern anderswo. Oder sie will gar nicht fitter werden und stattdessen gemütlich dem Ruhestand entgegenleben und gegebenenfalls auf Rollator und Pflegepersonal zurückgreifen.

Du ahnst es schon: Ein persönliches Erfolgsbild zu teilen, ist ein fast ebenso großes Abenteuer, wie es zu schreiben. Du wirst überrascht sein, was alles zum Vorschein kommt, das jahrelang im Unterbewussten vor sich hin schlummerte. Ich habe diese Übung schon mit sehr vielen Menschen gemacht. Viele von denen – auch solche, die skeptisch waren, überhaupt einen Satz aufs Papier zu bringen – sagten hinterher: »Es schrieb mich.« Eine geheimnisvolle Kraft war aktiviert, die nur darauf gewartet hatte, loslegen zu können. Es ist wichtig, mit einem ganz banalen Thema anzufangen, nämlich dem Aufstehen. Dazu hat fast jede/r von uns ein beschreibbares Bild im Kopf. Von da an schreibt sich das Erfolgsbild von ganz allein.

Ein persönliches Erfolgsbild zu teilen, ist ein ebenso großes Abenteuer, wie es zu schreiben.

Das Erfolgsbild gehört zunächst nur dir allein. Niemand wird es lesen, zensieren, kritisieren – es sei denn, du willst es! Du kannst alles reinschreiben, was du dich niemals trauen würdest, vor anderen auszusprechen. Wenn du 140 Kilo wiegst und den inneren Drang verspürst, einen Triathlon zu machen – beschreibe, wie du an einem Samstagnachmittag in der nicht allzu fernen Zukunft über die Ziellinie läufst – und wer dich danach in den Arm nehmen wird. Wenn du jetzt mit 70 eingerostet und schlapp auf dem Sofa liegst und dir in den wildesten Träumen vorstellst, den *Bodensee-Königssee-Radweg* in zwei Jahren locker mit dem Fahrrad zu fahren – vielleicht sogar ganz ohne Elektromotor –, schreibe auf, wie es sich anfühlt, auf den Königssee zu blicken, wie es dir mittlerweile körperlich geht und welche großartigen Dinge du auf der Tour erlebt hast. Du kannst schreiben, was du auf dem Weg dorthin alles bewältigt hast: wie du die Flüsterstimme der Selbstsabotage zum Schweigen gebracht hast – wie du dich langsam gesteigert hast – wie viel Lebensfreude dir das Fahrradfahren/Laufen/Bergsteigen/Tanzen gebracht hat – wie sich dein Körper und dein Befinden verbessert hat. Denke es nicht nur, schreibe es auf. Und überarbeite diese Version so oft, bis sie sich für dich stimmig anfühlt. Auch wenn du befürchtest, dass dich andere dafür auslachen werden, lasse deine Träume, Wünsche und Ziele auf dem Papier wahr werden. Du teilst sie nur mit denjenigen, die du wirklich teilhaben lassen willst, und die dich auf dem Weg zum Ziel unterstützen werden.

So gelingt dein Erfolgsbild:

- Schreibe aus dem Herzen und nicht aus dem Kopf. Lass deine Gefühle, deine Wünsche und Träume sprechen und weniger die Stimme der Vernunft.
- Schreibe so, dass es dich selbst und möglichst auch andere begeistert.
- Je lebendiger und attraktiver dein künftiges Leben aussieht, desto motivierter wirst du sein, loszulegen, und desto größer wird deine Widerstandskraft sein, wenn dich die Flüsterstimme der Selbstsabotage mal wieder zurück aufs Sofa zerren will.

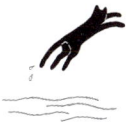

- **Je motivierender dein Erfolgsbild auf deine Liebsten und Nächsten wirkt, desto mehr wirst du von deinem Umfeld unterstützt werden.**

Wenn du deiner geschriebenen Version deines Erfolgsbildes noch mehr Kraft verleihen willst, bastele dir zusätzlich noch ein sogenanntes *Vision Board* (auch Zielcollage genannt): eine Collage aus Bildern, Objekten und Zitaten zu deinem Ziel. Dieses Vision Board kann entweder von dir selbst gemalt/gezeichnet sein, oder es ist eine Collage aus Fotos und anderen Objekten. Du willst eine Biketour durch die USA machen? Dann hänge dir eine Amerikakarte an die Wand und pinne alles daran, das dich motiviert: ein Foto des Fahrrads, mit dem du die Tour machen willst, Fotos von motivierenden Zielen – dem *Yosemite-Park*, dem *Art Institute of Chicago* oder einer berühmten texanischen Barbecue-Kneipe. Du kannst fitte alte Leute und motivierende Sprüche darauf verewigen – zu jedem Ziel gibt es spannende Bilder. Du findest sie in Printmagazinen, Katalogen oder im Internet auf Plattformen wie Instagram. Dieses Vision Board hängst du in deiner Wohnung auf: Es wird dich immer an dein Erfolgsbild erinnern, wenn du daran vorbeigehst. Wenn du eine Inspiration brauchst, gib das Suchwort *Vision Board* in die Suchmaschine deines Vertrauens ein und lasse dir Bilder dazu anzeigen. Du hast jetzt eine klare und lebendige Vorstellung davon, wie dein Leben aussehen soll. Jetzt kann es konkreter werden. Dazu brauchst du klare, messbare Ziele.

3. Vom Erfolgsbild zu konkreten Zielen

Du hast jetzt eine Vorstellung (anders ausgedrückt: eine Vision) davon, wie dein Leben in X Jahren aussehen soll. Visionär hochbegabte Menschen haben eine ganze Schublade voll solcher Pläne in ihrem Bewusstsein schlummern. Wenn sie dazu noch außergewöhnlich tatkräftig und furchtlos sind, brauchen sie Bücher wie dieses nicht zu lesen: Sie haben eine Erkenntnis, können sich vorstellen, wie diese Erkenntnis zu einem guten Leben beiträgt, ändern ihr Verhalten und bleiben dabei, bis sie ihre Vision erreicht haben — egal, ob es sich um Ziele wie

»die Raumfahrt revolutionieren« (Elon Musk) oder »Ruder-Weltmeister werden« (Oliver Zeidler) handelt. Oder darum, an unserem 90. Geburtstag mit den Urenkeln in den Klettergarten zu gehen. In letzterem Fall meldet sich dieser Mensch im nächsten sympathischen Fitnessstudio an, stellt seine Ernährung um und sucht im Alltag alle möglichen Herausforderungen, um Gleichgewichtssinn, Kraft und Ausdauer zu verbessern und um Gleichgesinnte kennen zu lernen. Wie viel Prozent der Weltbevölkerung zu dieser Gruppe der Super-Erfolgreichen zählt, ist unbekannt. Beim Thema Sport und gesunde Ernährung erreichen geschätzt nur 5 bis 6 Prozent ihre Ziele dauerhaft. Nichts anderes ist nämlich »Erfolg«: Erfolgreich ist, wer selbst gesteckte Ziele erreicht. Dabei ist ganz egal, ob dieses Ziel darin besteht, 400 Meter unter 3 Minuten zu laufen oder unter 43 Sekunden zu bleiben (also den Weltrekord zu brechen).

Von denjenigen, die kleine oder große Vorhaben mit hoher Wahrscheinlichkeit erreichen, weiß man, dass vor allem zwei Voraussetzungen förderlich für dauerhaften Erfolg sind:
1. **Die Existenz von positiven »Selbstwirksamkeitserwartungen«.**
2. **Das Setzen und Visualisieren von attraktiven, konkreten und messbaren Zielen.**

Selbstwirksamkeitserwartungen Was versteht man unter diesem etwas sperrigen Begriff? Eine tiefere innere Gewissheit, dass wir schaffen, was wir uns vornehmen. Dieses Vertrauen in die eigene Kraft resultiert natürlich vor allem aus vergangenen Erfolgserlebnissen: Wenn wir oft genug unsere Ziele erreicht haben, gibt uns das die Zuversicht, auch bei noch größeren Vorhaben optimistisch ans Werk zu gehen. Förderlich ist auch, wenn wir von Menschen umgeben sind, die an uns glauben. Dann sind auch wir eher geneigt, das Gleiche zu tun. Haben wir als Kind mehrmals Sätze wie »das schaffst du sowieso nicht« oder »du hast null Bewegungstalent« zu hören bekommen, wird sich das mit hoher Wahrscheinlichkeit

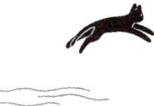

in unserem Mindset verankert haben und uns eher passiv und zaghaft werden lassen, wenn es um Sport geht.

Selbstwirksamkeitserwartungen haben wir nicht genetisch eingepflanzt bekommen, sondern wir haben sie erlernt. Sie wirken sowohl in positiver als auch in negativer Richtung: Manchmal reicht es aus, einmal zu versagen, und schon haben wir für immer den Satz »das kann ich nicht« abgespeichert. Wenn wir jetzt weder über die Willenskraft noch über ein Motiv verfügen, eine weitere Niederlage in Kauf zu nehmen, ist das Thema so gut wie abgehakt.

Lass die Vergangenheit nicht über deine Zukunft bestimmen!

Nehmen wir an, du bist schon einige Male grandios damit gescheitert, dauerhaft abzunehmen, das Rauchen dranzugeben oder mehr Sport zu treiben. Dann wirst du jetzt wahrscheinlich sagen »Ich verstehe schon, dass ich was verändern muss, wenn ich bis zum Lebensende energiegeladen und leicht durchs Leben gehen will. Aber ich brauche gar nicht erst anfangen, weil ich schon mehrmals unter Beweis gestellt habe, dass ich das sowieso nach ein paar Tagen wieder aufgebe.« Wenn dir die Flüsterstimme der Selbstsabotage auch jetzt wieder solche oder ähnliche Sätze ins Ohr träufelt, lasse dich bitte nicht beirren. Auf den folgenden Seiten stelle ich dir die eine oder andere Strategie vor, mit der du deine persönliche Erfolgsgeschichte neu schreiben kannst.

Die Rolle der Ziele Erfolgreiche Menschen haben eine klare Vorstellung davon, was sie wollen (also konkrete Ziele), und eine Vorstellung davon, wie sie diese Ziele erreichen können. Und sie haben eine Strategie entwickelt, mit der sie der freundlichen Flüsterstimme der Selbstsabotage, der Entmutigung durch Rückschläge sowie den Ablenkungen durch das persönliche Umfeld den Stecker ziehen. Wenn du also eine klare Vorstellung davon hast, wie dein Leben in einigen Jahrzehnten aussehen soll, brauchst du im nächsten Schritt konkrete, messbare Ziele und einen Maßnahmenplan. Es ist jetzt völlig egal, ob du noch an dir und deinen Fähigkeiten zweifelst, diese Ziele auch zu erreichen. Im nächsten Kapitel zeige ich dir, wie du das nötige

Selbstvertrauen und das Durchhaltevermögen bekommst, um deine Träume wahr werden zu lassen. Also lass uns jetzt erst einmal konkrete Ziele formulieren!

Ziele richtig setzen – die SMART-Formel

Nach der SMART-Formel ist ein gutes Ziel eines, das folgende Kriterien erfüllt:

S = es ist sinnvoll im Sinne von »vernünftig«. Das heißt: Es muss uns Energie geben und lohnenswert sein. Wir müssen wissen, warum wir etwas tun. Diese Aufgabe hast du schon im vorangegangenen Kapitel erledigt. Du kennst deine wichtigsten Motive für die Veränderung deiner Lebensgewohnheiten; und diese Motive geben dir den nötigen Sinn.

M = es ist messbar. Das heißt: Wir können unseren Fortschritt und die Zielerreichung klar benennen. Wenn wir nicht messen, haben wir auch keine Erfolgserlebnisse. Genau die brauchen wir aber, um dranzubleiben.

A = es ist attraktiv. Das geht in die Richtung von »sinnvoll«, diesmal jedoch kommt noch ein großer Schuss Emotion dazu. Ein attraktives Ziel muss uns über die Vernunft hinaus noch einen emotionalen Mehrwert bieten. Es muss nicht nur unseren Verstand, sondern auch unser Herz und unsere Seele erreichen. Wenn es einen unwiderstehlichen Sog entwickelt, dann ist es attraktiv!

R = es ist realistisch. Das heißt: Es muss prinzipiell erreichbar sein. Hier sind wir bei den Selbstwirksamkeitserwartungen. Ich empfehle dir, vergangenen Misserfolgen nicht allzu viel Macht über dein Leben zu geben und dir ruhig Ziele zu setzen, die sich ein bisschen unrealistisch anfühlen.

T = es ist terminiert. Das heißt: Es muss zu einem bestimmten Zeitpunkt X in der Zukunft erledigt sein. Das ist wichtig, damit wir nicht der Aufschieberitis erliegen.

Ich habe mich mein ganzes Berufsleben lang mit mehr oder weniger großer Energie der Frage »Wie erreichen Individuen oder Teams ihre Ziele?« beschäftigt. Ein Ansatz, der mich besonders begeistert, ist die Harada-Methode. Sie wurde von dem japanischen Sportlehrer Takashi Harada entwickelt. Er war sehr frustriert darüber, dass viele seiner Schüler zwar großartige Träume hatten, aber antriebslos ihr Leben verdaddelten und keinen Funken Zuversicht hatten, diese Träume wahr werden zu lassen. Du ahnst, woran das lag: Sie hatten völlig negative Selbstwirksamkeitserwartungen oder, etwas einfacher ausgedrückt: Sie waren vollkommen ohne Hoffnung. Harada suchte nach einem Weg, seinen Schülern mehr Selbstvertrauen zu geben und ihnen Mut zu machen. Das alles sollte sie letztendlich selbständiger und glücklicher machen. Und er fand diesen Weg. Nach 20 Jahren im Schuldienst gründete er das Harada-Institut und lehrte seine Methode in Großkonzernen. Man kann mit ihr nicht nur eigene Ziele erreichen, sondern auch zu einer besseren Führungskraft werden, effektive Teams bilden und bessere Ergebnisse produzieren.

Im ersten Kapitel habe ich schon erzählt, dass ich eher zufällig in ein Harada-Training geriet. Kurz davor hatte ich das Ziel ins Auge gefasst, für eine Spendenaktion von *Terre des Hommes* 10 Kilometer um den Central Park zu laufen. Da wir zu diesem Seminar ein Ziel mitbringen mussten, hatte ich sogleich die Gelegenheit beim Schopf ergriffen, um mich zu mehr Disziplin bei diesem ungeliebten Thema zu zwingen.

Im ersten Schritt sollte ich ein langfristiges Ziel in vier Ausprägungen aufschreiben. Das erste Ziel soll mit einer gewissen Leichtigkeit erreichbar sein – etwas, das man sich voll und ganz zutraut – auch mit geringen Selbstwirksamkeitserwartungen. Beispiel: Dein Ziel ist, auf Fleisch zu verzichten. Ein Minimalziel könnte dann ein fleischloser Tag pro Woche sein. Auf Stufe 2 drei fleischfreie Tage, in Stufe 3 nur noch viermal Fleisch pro Monat und in Stufe 4 nur noch drei Mal im Jahr (oder ein komplett fleischfreies Leben). In der höchsten Stufe soll man ruhig nach den Sternen greifen – etwas, was man sich eigentlich nicht wirklich zutraut.

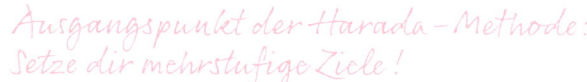

Ausgangspunkt der Harada-Methode: Setze dir mehrstufige Ziele!

Und so sah das Ganze bei mir aus: Da mir klar war, dass ich meine Laufziele leichter erreichen würde, wenn ich ein bisschen abspecken würde, und es umgekehrt so sein würde, dass ich mit häufigen Läufen etwas Fett verbrennen würde, setzte ich mir unter der Überschrift »Fitter und leichter bis 10.9.2017« für meinen Spendenlauf rund um Central Park meine Ziele mit einer Kombination aus Gewichtsverlust und Laufperformance. Da ich damals überhaupt keine Ahnung hatte, was »schnell« oder »langsam« in der Welt der Läufer bedeutete, googelte ich ein bisschen herum und kam zu dem Ergebnis, dass eine Durchschnittsgeschwindigkeit von 10 Minuten pro Kilometer in etwa meinem Minimalziel entsprach. Wenn du wie ich zur Gruppe der Laufignoranten zählst: Das ist einen Tacken schneller als ein zügiges Wandertempo.

Als Maximalziel wählte ich einen 10-km-Lauf ohne Pausen mit einer Durchschnittsgeschwindigkeit von 8 Minuten pro Kilometer bei einem Gewicht von unter 70 kg. Bis dahin gingen noch drei Monate ins Land. Sieben Kilo weniger erschienen mir zwar ebenso utopisch wie die Fähigkeit, 10.000 Meter ohne Pause zu traben ..., aber es handelte sich schließlich um ein Maximalziel. Du kannst dir sicher vorstellen, wie es zu diesem Zeitpunkt um meine Selbstwirksamkeitserwartung bestellt war: Sie ging eher in Richtung meines Minimalzieles: vorübergehend zwei Kilo abnehmen, um sie binnen vier Wochen nach dem Lauf wieder zuzulegen. Beim Laufen nahm ich mir als Minimalziel vor, die 10 km in zügigem Wandertempo mit längeren Laufepisoden zu absolvieren. Die anderen beiden Ziele lagen dazwischen: 4 Kilo abnehmen und 9,5 Minuten/Kilometer sowie 6 Kilo abnehmen und 8,5 Minuten/Kilometer. Am Ende waren es dann tatsächlich 8 Kilo weniger in einer Zeit von 7,51 Minuten pro Kilometer. Das hätte ich mir zum damaligen Zeitpunkt nicht einmal ansatzweise vorstellen können. Heute liegt mein persönlicher Rekord bei 5,50 Minuten/Kilometer, aufgestellt 2019 beim Garreler Freimarktslauf über 10 Kilometer. Ich muss allerdings einen Großteil der Lorbeeren an meine Sportfreundin Swantje abgeben, die mich mit liebevoller Unerbittlichkeit zwang, meine in Beton gegossenen negativen Glaubenssätze (»Unter 6 Minuten kann ich so lange unter keinen Umständen laufen«) zu entmachten, und die mich auf den vier Runden rund um Garrel erbarmungslos nach

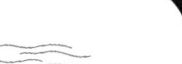

vorn trieb. Mittlerweile bin ich mir sicher, dass ich die 10 km auch unter 50 Minuten laufen kann, wenn ich es will und regelmäßig Sprintintervalle trainiere. Will ich aber nicht. Mir fehlen der Sinn und ein Motiv.

Nun bist du an der Reihe:
Wie lautet dein SMARTes Ziel?

Was möchtest du in den nächsten drei bis sechs Monaten erreichen? Muskulatur aufbauen? Den Körperfettanteil reduzieren? Deine Kondition verbessern? Deine Beweglichkeit? Hast du schon eine bestimmte Sportart im Auge, in der du dich verbessern oder mit der du anfangen willst? Gibt es ein Ziel wie einen Gipfel, auf den du wandern willst? Ein Sportabzeichen machen? Bist du schon so eingeschränkt, dass dein Ziel ist, eine Treppe allein hochzugehen oder dich allein anzuziehen? Kein Ziel ist zu klein und keines ist zu groß. Wenn du jetzt eine Stunde brauchst, um dich anzuziehen (oder wenn du das nur mit Unterstützung schaffst), dann setze dir als Maximalziel, es in weniger als 15 Minuten zu schaffen, und als Minimalziel, es in 50 Minuten ohne Hilfe zu schaffen. Egal wie alt du bist: Du kannst dein Leben verbessern. Ja, es wird anstrengend werden. Noch einmal: Um Muskulatur aufzubauen, müssen wir regelmäßig an die Grenze der Erschöpfung gehen. Doch es lohnt sich: Du bekommst Freiheit, Unabhängigkeit und ein gutes Lebensgefühl zurück.

Egal, welches Ziel du dir setzt: Es ist auf jeden Fall günstig, dir eine Körperfettwaage zuzulegen. Sie gibt dir an, wie viel Kilogramm Muskelmasse du aktuell hast, wie hoch dein Körperfettanteil ist, zeigt dein Gewicht und viele andere Parameter. Gekoppelt an eine App kannst du dir jeden Tag nette Grafiken anschauen, die deinen Fortschritt dokumentieren, und darüber kannst du dir jede Menge Motivation holen. Um Ziele zu erreichen, musst du deinen Fortschritt messen – und das ist beim Thema Muskulatur aufbauen am besten über so eine Waage zu erreichen.

Erster Schritt: Formuliere dein Ziel in vier Stufen

Mein übergeordnetes Ziel:

Meine messbaren Unterziele:

Optimalziel:

Zwischenziel 2:

Zwischenziel 1:

Minimalziel:

Wenn du noch nicht so weit bist, konkrete, messbare Ziele aufzuschreiben, lies einfach weiter. Manche Dinge brauchen Zeit und kommen irgendwann von ganz allein. Aber das allgemeine Ziel solltest du jetzt schon aus deinen Motiven ableiten können.

Zweiter Schritt: Was haben andere davon, wenn du dein Ziel erreichst?

Im nächsten Schritt der Harada-Methode wird das Ziel auf seine persönlichen und sozialen Folgen hin untersucht: Was habe ich selbst davon, wenn ich mein Ziel erreiche? Was hat mein Umfeld, also meine Familie, meine Arbeitskollegen, die Gesellschaft davon? An diesem Punkt kam ich in meinem Harada-Prozess das erste Mal ins Grübeln: Welche Vorteile es für mich haben würde, wenn ich mich vom Couchpotato in eine Läuferin verwandeln würde, war klar: mehr Energie, mehr Selbstbewusstsein, mehr Zufriedenheit mit mir selbst, eine bessere Gesundheit, eine höhere Lebenserwartung, mehr Teilhabe am Leben, wenn ich noch älter wäre, und so weiter und so fort. Aber andere? Wer sollte schon was davon haben, wenn

ich schlanker und fitter durch die Wälder traben würde als jetzt? Fünf Minuten später hatte ich einiges aufs Papier gebracht. Da waren meine Kinder: Sie wären sicher erfreut, wenn sie eine gut gestimmte, fitte Mutter hätten, mit der man alles Mögliche unternehmen könnte, statt eine, die übergewichtig und mit sich selbst nicht wirklich zufrieden ist, und die bei keinem Sport dabei sein kann. Und dann gäbe es noch meine Klienten: Sehr viele demotivierte und in internen Grabenkriegen verzettelte Belegschaften haben sich in energiegeladene Teams verwandelt, die jede Menge Spaß an ihrer Alltagsarbeit haben und ihre Kreativität für den Erfolg ihres Unternehmens einsetzen. Es wäre für meine künftigen Klienten (und damit auch für die Gesellschaft) tatsächlich besser, wenn ich meinen Beruf noch ein paar Jahre länger und mit mehr Energie ausüben würde. Ich würde das Gesundheitssystem entlasten. Ich wäre anderen alten Menschen ein Vorbild. Schon nach wenigen Minuten hatte mein Ziel schon etwas »Staatstragendes« und Bedeutsames bekommen.

Dritter Schritt: Komme deinen Erfolgs- und Misserfolgsmustern auf die Spur.

Nachdem ich meine Ziele erfolgreich auf ihre Sinnhaftigkeit geprüft hatte, ging ich meinen Erfolgsstrategien und meinen Selbstsabotagemechanismen auf die Spur: Wann war ich in der Vergangenheit erfolgreich? Wie schaffte ich es umgekehrt, meine Ziele an den Nagel zu hängen und vorzeitig aufzugeben?

Vierter Schritt: der Umsetzungsplan

Nachdem ich das erledigt hatte, wurde es im nächsten Schritt konkret: Ich sollte den Umsetzungsplan schmieden. Dazu unterscheidet die Harada-Methode zwischen einmaligen Aktionen und dauerhaften Verhaltensroutinen. Die Ausgangsfrage lautet: Was muss ich tun, um mein Ziel zu erreichen? Ich identifizierte acht Aufgabenfelder mit diversen Unterpunkten. Beispiele:

Aufgabenfeld »Laufen«:
- Laufstrecken finden. Bei der Planung fiel mir auf, dass ich das Laufen auch deswegen so langweilig fand, weil ich nach hunderten von Hundegassi-Runden im Umkreis von drei Kilometern um mein Häuschen jeden Stein und jeden Grashalm kannte. Ich musste also mein weiteres Umfeld läuferisch erkunden.
- Schuhe, Hose und Laufshirt kaufen (Juchhu – shoppen gehen!)
- Eine App für die Fortschrittsmessung finden und laden
- Wochenziele finden
- Audiobooks und Podcasts gegen die Langeweile finden
- Fünfmal Laufen oder zügig Schwimmen pro Woche (ich ahnte schon, dass ich mehr Abwechslung brauchen würde in Sachen Cardiotraining.)

Aufgabenfeld »Ernährung«:
- Zucker reduzieren
- Alkohol einschränken auf ein Minimum
- Langsam essen, kleine Bissen
- Convenience Food streichen

Aufgabenfeld »Erfolge & Misserfolge«:
- Körperfettwaage kaufen
- Täglich wiegen und Fortschritt messen
- Tägliche WhatsApp-Reports an meinen Bruder, also meinen »Harada-Coach«
- Ein Lauftagebuch führen
- Emotionen beobachten und an schlechten Tagen nach den Ursachen fahnden

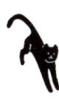

Aufgabenfeld »Etappen und Zwischenerfolge feiern«:

1. In der ultimativen Stufe – gut gelaufen und 7 Kilo abgenommen: Den Heidi-Rock mit einem Freund in ein schickes Restaurant ausführen (in meinem Schrank befand sich ein Bleistift-Rock, der mir bei unter 70 Kilo wieder passen würde – für mich damals der ultimative Anreiz. Und nein, er heißt nicht so, weil Heidi Klum auch so einen hat, sondern weil kitschig-stylische Alpenmotive drauf sind).
2. Belohnung für das Zwischenziel 8 km locker laufen, 6 Kilo weniger: ein Bellicon-Trampolin.
3. Belohnung für das Zwischenziel 5 km locker laufen, 4 Kilo weniger: zweitägige Weiterbildung.
4. Belohnung für das Zwischenziel 3 km locker laufen, 2 Kilo weniger: Alle drei Staffeln der Serie *The Newsroom* auf DVD.

Fünfter Schritt: Routinen und Einmal-Aktionen

Wenn du deine Liste fertig hast, teilst du alle deine Maßnahmen in die Kategorien »einmalige Aktion« und »Routinen«. Zu den Einmalaktionen zählten in meinem Fall Punkte wie Schuhe kaufen, App laden, Laufstrecken finden, zu den Routinen natürlich das Laufen, aber auch die neuen Ernährungsgewohnheiten sowie das tägliche Messen und Aufschreiben der Ergebnisse. Wenn du wie ich leicht bürokratisch veranlagt bist, schreibst du täglich auf, ob du die Routinen eingehalten hast oder nicht. Wenn du es nicht bist, mache es trotzdem: Es unterstützt dich darin, Gewohnheiten zu etablieren.

Sechster Schritt: Unterstützung finden

Das für mich entscheidende an der Harada-Methode ist der »Coach«. Hat man seine Ziele formuliert und den Maßnahmenplan gemacht, sucht man sich einen Menschen, dem man zutraut, bei der Umsetzung hilfreich zu sein.

Exkurs zum Thema Coaching Was ist ein Coach? Im US-amerikanischen ist das ein anderes Wort für Trainer. Im Deutschen ist ein Coach jemand, der hilft, ein konkretes Ziel zu formulieren und es zu erreichen. Coaches arbeiten im sportlichen wie im beruflich-privaten Umfeld. Coaching hat hierzulande ein wenig den Ruf von »Therapie light«, also primär etwas für Leute, die aufgrund von Blockaden allein nichts auf die Reihe bekommen und/oder übermäßig ehrgeizig sind. Wo es in den USA weitgehend normal ist und als Zeichen von Wohlstand und Selbstfürsorge gilt, zum *shrink* oder zum *counseling* (also zum Psychiater/Therapeuten) zu gehen, fremdeln wir hierzulande ganz gehörig mit psychischer Unterstützung gleich welcher Art.

Auch Spitzensportler verheimlichen noch immer gern, wenn sie mit Mentalcoaches zusammenarbeiten – selbst im Jahr 2020 noch! Warum das so ist, zeigt das Beispiel von Ina Swiatek: Die erst 19-jährige Polin gewann in eben diesem Jahr sensationell eines der prestigeträchtigsten Tennisturniere der Welt, die French Open. Im ganzen Turnier hatte sie selbst gegen diverse Favoritinnen nicht einen einzigen Satz abgeben müssen. Swiatek wurde zu diesem Zeitpunkt schon seit zwei Jahren – auch auf ihren Reisen – von einer Psychologin betreut. Die Fachpresse fand das höchst erstaunlich, um nicht zu sagen: ein bisschen merkwürdig. Seit Jahren gehört es zum Allgemeinwissen, dass ein Tennismatch vor allem im Kopf entschieden wird: Wer sich durch eine Reihe eigener leichter Fehler oder durch Fehlentscheidungen der Schiedsrichter nicht aus dem Konzept bringen lässt, wer auch im Moment größter Erschöpfung mit Willenskraft die letzten Energiereserven aktivieren kann und auch dann noch das Ruder rumreißen kann, wenn er hoffnungslos zurückliegt, hat auf jeden Fall die besseren Siegchancen. Diese Fähigkeit spielt sich ausschließlich in unserem Kopf ab und lässt sich trainieren. »Ich glaube, dass mentale Stärke zur Zeit das Wichtigste im Tennis ist, denn zur Zeit kann jeder auf höchstem Niveau spielen«, sagte Swiatek in einer Pressekonferenz. »Aber diejenigen, die stark sind und mit Druck umgehen können, sind die Besten.« In Zeiten, in denen ein Spitzensportler einen ganzen Stab von Spezialisten beschäftigt, um die spielerischen und körperlichen Fähigkeiten zu optimieren, ist es nahezu ein Witz, dass es nach wie vor als bemerkenswert gilt, seine mentale Stärke ebenfalls mit einem Profi zu trainieren. Swiateks Sportpsychologin Dana Abramowicz sagt dazu: »Ich denke, die Psychologie wird immer noch stigmatisiert.« Sich davor zu scheuen, die eigenen Gefühls- und Denkmuster zu verändern, ist natürlich unsinnig und schädlich.

Für alles, was wir erreichen wollen, brauchen wir andere.

Die Harada-Methode setzt auch deswegen auf das Coaching-Prinzip, weil kaum ein Mensch seine Ziele allein erreicht.

Ein großartiges, einzigartiges Beispiel dafür ist Arnold Schwarzenegger, der es schaffte, auf drei völlig unterschiedlichen Gebieten zur Weltspitze zu gehören: im Sport, im Filmbusiness und in der Politik. Schwarzenegger stammt aus kleinbürgerlichen Verhältnissen und hatte schon früh den Traum, dem österreichischen Provinzstädtchen Graz in die große weite Welt, die USA, zu entkommen. Das gelang ihm durch Bodybuilding: In der in den 50er-Jahren noch weitgehend unbekannten Sportart errang er durch einen unbändigen Willen und knallhartes Training allein sieben Mal den Weltmeistertitel *Mr. Olympia*. Nebenbei belegte er BWL-Kurse am Community College und legte sehr früh durch kluge Immobilieninvestments den Grundstein für eine sehr erfolgreiche Unternehmerkarriere. Er war bereits Millionär, bevor er die erste Filmrolle annahm. Durch die Heirat mit der Journalistin Maria Shriver, einer Nichte John F. Kennedys, gelang ihm gleichzeitig der soziale Aufstieg in die gesellschaftliche und politische *upper class*. Für noch mehr Schlagzeilen sorgte jedoch seine Karriere in der Filmindustrie. Die Rolle als Cyber-Bösewicht *Terminator* machte ihn zu einer Hollywood-Ikone. Aus dem Terminator wurde schließlich der Governator: 2003 kandidierte Schwarzenegger in seinem Heimatstaat Kalifornien für das Gouverneursamt, gewann die Wahl und wurde vier Jahre später ein zweites Mal vereidigt.

Schwarzenegger gilt als die Inkarnation des *American Dream*: ein mitteloser Einwanderer, der aus kleinen Verhältnissen allein durch Ehrgeiz und harte Arbeit berühmt und steinreich wird. Wer Schwarzenegger jedoch genau dieses Etikett des *self made man* anhängen will, wird von ihm sofort eines Besseren belehrt: Sein Erfolg sei ausschließlich darauf zurückzuführen, dass ihm Hunderte von Menschen auf seinem Weg geholfen hätten. Ohne diese hätte ihm weder sein eiserner Wille noch sein Talent etwas genutzt.

Gerade in den westlichen Industrienationen mit dem dort herrschenden Individualismus glaubt man, alles möglichst allein schaffen zu müssen. Befeuert wird diese Haltung unter anderem in unserem Bildungssystem. Was tut man, wenn man in einer Klausur nicht weiterweiß? Man schielt auf das Blatt der Nachbarin, um dort einen lebensrettenden Hinweis zu erspähen. Das ist ein vollkommen natürliches und intelligentes Verhalten: Unsere eigenen Kräfte sind immer begrenzt – unbegrenzt ist jedoch unsere Fähigkeit, uns mit anderen zusammenzutun und unsere Wirkung dramatisch zu steigern. Legen wir in der Schule dieses höchst intelligente Verhalten an den Tag (»ich schreibe bei dir in Englisch ab, du bei mir in Mathe«), so zieht das drakonische Strafen nach sich. Es geht hier nicht darum, ob das aus pädagogischen Gründen sinnvoll ist oder nicht, sondern allein darum, wie dieses Kooperationsverbot unser späteres Verhalten prägt. Tatsache ist: Wir leben in einer individualistischen Wettbewerbskultur, in der die Fähigkeit, höhere Ziele durch Kooperation zu erreichen, nirgendwo systematisch gelehrt wird.

Wir sind soziale Wesen, die sich nur in Gemeinschaft entwickeln können.

Der Mensch ist ein Sozialwesen durch und durch, das sich nur in Gemeinschaft entwickeln kann. Ohne die Fähigkeit der Kooperation hätte die Spezies Mensch in der Evolution keine Rolle gespielt: Nur gemeinsam konnte und kann man überleben. Es gehört zu unserem Überlebensprogramm, mit unserer Mutter eine Bindung einzugehen und uns in eine soziale Gruppe einfügen zu können. Aus diesem Grund brauchen wir die Anerkennung und Wertschätzung von anderen so nötig wie die Luft zum Atmen. Unter anderem dient diese Rückkopplung durch andere auch dazu, uns zu vergewissern, dass wir auf dem richtigen Weg sind.

Einen kompetenten Menschen um Rat zu fragen, ist auch aus einem anderen Grund das Klügste, was man machen kann, wenn man zügig seine Ziele erreichen will: Man braucht nicht selbst durch Versuch und Irrtum den Weg finden, sondern kann vom Wissen anderer profitieren. Auf dem eigenen Weg einen Coach (in Form einer Mentorin, eines Förderers, einer Freundin, einer Beraterin, eines Trainers, einer Expertin ...) zu haben, ist ein echter Erfolgsbooster.

Warum wir unsere Ziele mit einem Coach schneller erreichen:

1. Wir können aus den Erfahrungen dieser Person lernen.
2. Wir vermeiden überflüssige Rückschläge und kommen schneller zum Ziel.
3. Wir haben jemanden, mit dem wir Erfolge feiern können.
4. Wir fühlen uns stärker verpflichtet, unser Ziel zu erreichen, weil wir diese Person bewusst oder unbewusst nicht enttäuschen und nicht als Versager dastehen wollen.
5. Wir haben einen Menschen, der uns hilft, wenn wir mutlos, frustriert und demotiviert sind.
6. Wir bekommen Unterstützung, wenn wir stagnieren oder Rückschläge erleiden.

Im Rahmen der Harada-Methode suchst du dir im sechsten Schritt einen Menschen, der dich auf deinem Veränderungsweg begleitet. Nach diesen Merkmalen solltest du Ausschau halten, wenn du dir Unterstützung für dein Vorhaben »fit werden und bleiben« suchst:

- Die Person braucht natürlich kein ausgebildeter Coach zu sein, sollte aber erfahren darin sein, eigene Ziele zu erreichen. Anders ausgedrückt: Sie sollte erfolgreich sein – zumindest in einigen Lebensbereichen.
- Im besten Fall hat sie selbst schon ein ähnliches Ziel wie du erreicht, also alte Lebensgewohnheiten abgelegt und dauerhaft neue erworben.

- Weiter sollte diese Person eine positive Lebenseinstellung haben und generell daran glauben, dass du deine Ziele erreichen kannst.
- Es sollte eine Person sein, bei der dir wichtig ist, dass sie eine gute Meinung von dir hat – das kann ein ganz wirksamer Motivationsfaktor sein.
- Und sie sollte es gut mit dir meinen, dich mögen und willens sein, dich zu unterstützen. Sie soll ehrlich mit dir sein und den Dingen mit dir auf den Grund gehen, wenn es nicht so läuft, wie es sollte.

Eher ungeeignet für diese Rolle sind Menschen, die ein Übermaß von Verständnis für Schlappheiten aller Art aufbringen und allzu nachsichtig sind, wenn du dich von deinen Zielen abbringen lässt. Das ist immer eine Gratwanderung: Natürlich gibt es gute Gründe, die selbst verordneten Routinen zu verlassen: Familienmitglieder sind krank oder du selbst fühlst dich nicht gesund, es passieren Katastrophen bei der Arbeit, die deinen Dauereinsatz verlangen und so fort. Die kommen bei Licht betrachtet aber sehr selten vor. Sehr viel öfter scheitern wir an unseren Zielen, weil wir einfach keine Lust haben oder uns schlapp fühlen. Deine Coachin sollte dich darin bestärken, deine Willenskraft zu steigern. Er oder sie sollte wehleidige Stimmungen nicht einfach als Unfug abtun, dich aber wieder fordern, nachdem du dich ausgeheult hast.

> *Manchen Menschen fällt es schwer, andere um Hilfe zu bitten. Wenn du dazu gehörst, ist jetzt der Moment gekommen, das zu ändern.*

Zurück zu meinem eigenen Harada-Prozess: Ich erwählte – wie bereits erwähnt – sofort die erste Person zu meinem »Coach«, die mir zum Thema Sport in den Sinn kam: meinen Bruder Thoralf, den Extremsportler. Dass er gleich meinte, 10 Kilometer zu laufen sei so einfach, dass man keinen Coach brauche, war mir eher ein Ansporn als eine Entmutigung. Ich bin ihm bis heute dankbar, dass er meine winzig kleinen Fortschritte (die aus seiner Perspektive gar nichts waren) liebevoll zur Kenntnis nahm und mich bei meinen späteren Triathlon-Experimenten mit seiner unglaublichen Erfahrung und mit vielen Tipps unterstützte. Auf einen »Coachingprozess« musste er sich nie einlassen – ich war viel zu stolz, um mir irgendwelche Durchhänger zu erlauben.

Ich habe mich oft gefragt, warum es mir diesmal mit der Harada-Methode so leichtfiel, zumindest einmal für drei Monate an einer Sport- und Ernährungsroutine dranzubleiben:

- Es ging nicht nur um mich, sondern auch um andere: Würde es mir gut gehen, würde es auch anderen besser gehen.
- Es gab kein »Alles-oder-nichts«-Ziel, sondern gleich vier. Dabei war mir das Minimalziel im Grunde immer sicher. Früher hatte ich sehr schnell aufgegeben, wenn klar war, dass ich mein EINZIGES Ziel nicht erreichen würde. Diese Ziele waren auch meist utopisch hoch: »Das Auto stehen lassen und den ganzen Sommer mit dem Rad zum Einkaufen«, »Nie wieder Bier trinken« und so weiter und so fort. Nach der ersten Autofahrt und dem ersten Bier war das gesamte Ziel dahin.
- ich hatte ja erneut unter Beweis gestellt, dass ich eine willenlose Marionette meiner Bequemlichkeit war. Dass solche Misserfolge meinen Selbstwert ordentlich beschädigten und die berühmten Selbstwirksamkeitserwartungen auf unter null schraubten, war klar. Diesmal konnte ich mir diverse Ausreißer leisten, ohne gleich in ein Motivationsloch zu fallen und das ganze Vorhaben abzublasen.
- Ich hatte einen klaren Plan und hielt täglich schriftlich fest, ob ich wenigstens einigermaßen auf Kurs lag.
- Diesmal machte ich meine Erfolge und Misserfolge nicht mit mir allein aus, sondern hatte eine Person (meinen »Coach«), der ich mich verpflichtet fühlte und die ich nicht enttäuschen wollte.
- Und dann war da natürlich noch das öffentliche Versprechen meiner Terre-des-Hommes-Kampagne (»Einmal um Central Park joggen«). Im Nachhinein war das aber eigentlich nur der Auslöser – mit meinem Durchhaltewillen hatte die Aktion ziemlich wenig zu tun.

Checkliste für die Harada-Methode:
1. Werde dir deiner Motive bewusst.
2. Setze dir ein SMARTES Ziel in vier Stufen – was kannst du leicht, was unter Anstrengung erreichen?
3. Schreibe deine vergangenen Erfolge auf: Was ist dir gelungen im Leben, wann hast du schon einmal Ziele erreicht – auch wenn es ganz kleine waren.
4. Mache einen Maßnahmenplan: Was musst du tun, um dein Ziel zu erreichen?
5. Trenne die Maßnahmen in zwei Kategorien: Einmal-Aktionen und Routinen.
6. Finde die Person (den »Coach«), der du regelmäßig über deine Fortschritte berichtest und die dir hilft, dein Ziel zu erreichen.
7. Starte mit deinen Routinen und halte die Ergebnisse schriftlich fest.

Wie man eine Gewohnheit entwickelt

In diesem Buch zeige ich dir Wege, auf denen du schlechte, ungesunde Gewohnheiten aufgibst, und auf denen du neue, gesundheitsförderliche annimmst. Bevor wir uns dem interessanten Thema unserer inneren Einstellung, unserem *Mindset* widmen, hier noch ein paar wissenschaftliche Erkenntnisse zum Thema »Gewohnheiten ändern«. Das ist nämlich erforderlich, wenn du nach deinen ersten Erfolgen (mit oder ohne Harada-Methode) auch ohne Coach und ohne messbare Ziele weitermachen willst. Zumindest populärwissenschaftlich gesehen ist die US-Professorin Wendy Woods der unangefochtene Guru zum Thema »Gewohnheiten«. Ganz kurz besagt ihre Theorie, dass es keinesfalls einer überdurchschnittlichen Willenskraft und Disziplin bedarf, um erfolgreich Gewohnheiten zu verändern, sondern dass man sich Durchhaltevermögen mit ein paar Kniffen antrainieren kann[22]. Hier vorab eine kurze Kostprobe: Eines Tages beschloss Woods, selbst die Medizin zu schlucken, die sie anderen verabreichte: Sie wollte eine Laufroutine entwickeln. Als berufstätige Mutter mit zwei Kindern kam nur ein einziges Zeitfenster infrage, nämlich morgens um 6 Uhr, bevor die Liebsten wach wurden und nach ihrer Versorgerin verlangten. Das schaffte sie unter anderem, indem sie abends schon mit Sportklamotten ins Bett stieg und die Laufschuhe direkt neben das Bett stellte.

> *Eine Gewohnheit ist ein regelmäßiges Verhalten, für das wir keine Belohnung brauchen.*

Was ist eine Gewohnheit? Etwas, das wir einfach tun, ohne vorher einen inneren Kampf ausgefochten zu haben. Etwas, das wir tun, ohne ein Ziel zu verfolgen. Du gehst dann nicht mehr zum Sport, weil du im Alter fit sein willst, sondern weil es einfach eine Gewohnheit ist. Du brauchst niemanden mehr, der dir auf die Schulter klopft. Du ringst nicht immer wieder mit dir, ob du jetzt die Tasche packst und dich in Bewegung setzt oder ob du doch lieber liegen bleibst und dein Buch zu Ende liest. Du gehst einfach ganz automatisch zum Sport, weil es jetzt 18 Uhr am Dienstag ist und weil du das immer tust. Es ist eine Gewohnheit.

Woods baut ihr System auf einer altbekannten Tatsache auf: Unser Verhalten wird in hohem Maße von unserem Umfeld und von der Situation bestimmt, in der wir uns befinden. Wir können beispielsweise beruflich völlig selbstbewusst sein und mit großer Freude eine Präsentation vor 500 Zuschauern halten, um eine Stunde später in einer Bar unter Fremden schüchtern am Rand zu stehen (ihr ahnt wahrscheinlich, um wen es hier geht). Der begeisterte Fußballfan, der am Wochenende mit den Kumpels Schlachtgesänge grölt, wird sich Tage später in der Oper komplett anders verhalten. Die gleiche Person – und vollkommen unterschiedliche Verhaltensweisen.

> *Was wir tun, wird in hohem Maße von unserem Umfeld und von der Situation bestimmt, in der wir uns befinden.*

Das Umfeld hat einen riesigen Einfluss auf unser Verhalten. Zu diesem »Umfeld« zählen beispielsweise der Ort, an dem du dich befindest, die dich umgebenden Menschen, das Geschehen drum herum und die kulturellen Spielregeln, die an diesen Situationen gelten. Willst du neue Gewohnheiten etablieren, so schaffe dir dazu erst einmal die richtigen Rahmenbedingungen. Beispiel Rauchen: Über Jahre wurde versucht, die Menschheit mit moralischen Appellen und Medienkampagnen vom Rauchen abzuhalten. Mit relativ geringen Wirkungen. Dann wurden die Spielregeln und Rahmenbedingungen drastisch verändert: ein Rauchverbot in Kneipen und Verkehrsmitteln, die Verteuerung von Zigaretten und das Ausdünnen der Verkaufsstellen erwiesen sich sehr schnell als sehr viel wirkungsvoller als alle Appelle und Aufklärungskampagnen: Das Rauchen wurde schwieriger – und es wurde weniger geraucht.

> *Unsere Bequemlichkeit ist unser größter Verbündeter bei dem Versuch, Gewohnheiten auszuprägen.*

Woods berichtet von einem Experiment: Stellt man in einem Warteraum den Probanden einen fettigen Snack und eine Obstplatte hin, so wird von dem, was in der Nähe steht, dreimal mehr gegessen als von dem, das weiter entfernt platziert wird – ganz unabhängig von den Ernährungspräferenzen der Probanden. Packt man uns im Restaurant eine riesige Portion auf den Teller, essen wir signifikant mehr als zu Hause. Es ist einfach da, also wird es gegessen. Untersucht man, welche Faktoren förderlich sind, um regelmäßig ins Fitnessstudio zu gehen, so spielt die Entfernung vom Arbeitsplatz oder vom Zuhause eine sehr große Rolle.

Dazu kommt: Haben wir uns erst an etwas gewöhnt, spielt die Qualität keine Rolle mehr. Haben wir ein paar sehr gute Serien gestreamt, lassen wir uns auch (leicht mürrisch) mit irgendwelchem Mist abspeisen: Wir haben uns so daran gewöhnt, abends auf einen Bildschirm zu glotzen, dass wir gar nicht auf die Idee kommen, stattdessen zu lesen, etwas Neues zu lernen oder sonst etwas Sinnvolles zu tun. Also: Haben wir uns erst daran gewöhnt, einer Sportroutine zu folgen, machen wir es auch, wenn das Wetter schlecht ist oder wenn wir uns erschöpft und schlecht gelaunt fühlen. Wir sind in hohem Maße Gewohnheitstiere, die auf Bequemlichkeit programmiert sind. Um dein Verhalten zu kontrollieren, ist es also erst einmal sinnvoll, den Kontext zu kontrollieren.

Daraus folgt nach Wendy Woods Regel Nr. 1: Willst du eine Gewohnheit etablieren, so mache es dir so einfach wie möglich.

Packe am Abend schon deine Sporttasche und stelle sie an die Tür. Tue die gleichen Dinge zur gleichen Uhrzeit, dann musst du nicht mehr nachdenken, wie du die Aufgabe in den Tag packst: Gehe immer um die gleiche Uhrzeit ins Fitnessstudio. Belege dort immer die gleichen Kurse. Setze dich immer um die gleiche Uhrzeit aufs Rad. Mir als freiheitsliebendem Stimulanzjunkie sind solche zeitgebundenen Routinen irgendwie zuwider, aber wenn ich mein eigenes Verhalten einmal vorurteilsfrei analysiere, komme ich zu einem ähnlichen Ergebnis: Es gibt Sportkurse, die ich immer und mehr oder weniger automatisch belege – sie sind zur Gewohnheit geworden. Auch die anderen Ratschläge kann ich uneingeschränkt nachvollziehen: Sieh zu, dass alles, was du brauchst, für deine Routine verfügbar ist – sei es eine geladene Fitness-Uhr, dein Laufpartner, eine gefüllte Trinkflasche oder müffelfreie Sportklamotten. Und räume alles weg, was dich ablenken oder behindern könnte. Willst du abnehmen, verbanne Süßigkeiten und Chips aus der Vorratskammer. Willst du dem Alkohol entsagen, trinke schnell noch alle Vorräte weg (oder verschenke sie an jemanden, den du nicht magst). Sollte es sich bei den »Ablenkungen« um Familienmitglieder handeln, wird es natürlich etwas schwieriger mit dem Wegräumen (mehr dazu auf Seite xxxf.).

Regel Nr. 2 wird dir bekannt vorkommen: Belohne dich!

Über diesen grundlegenden Mechanismus haben wir schon gesprochen: Wir wiederholen Dinge, die uns gute Gefühle vermitteln, und wir vermeiden, was uns ungute Gefühle verschafft. Deshalb sind Ziele wie Muskelaufbau eher mühselig: Bis du den wunderbaren Effekt bemerkst, vergehen möglicherweise Monate – und wenn du über 60 bist, dauert es wirklich lange.

Auch wenn Abnehmen zu deinen Zielen gehört, wirst du auf eine harte Probe gestellt: Zu der vor dir liegenden Schokolade Nein zu sagen (die dir sofort ein wunderbares Gefühl vermitteln wird), ist schwierig. Dich stattdessen mit einem Gin Tonic zu belohnen, wenn du der Versuchung widerstanden hast, ist ebenso nicht zielführend. Wichtig ist laut Woods, dich sofort zu belohnen, wenn du etwas Förderliches für dein Ziel getan oder unterlassen hast, also nicht erst zu warten, bis die Waage dir anzeigt, dass du ein Kilo an Muskelmasse zugelegt hast. Belohne dich, sobald du etwas Förderliches getan hast, oder unmittelbar nachdem du einer Versuchung widerstanden hast.

Belohne dich sofort, wenn du etwas Förderliches für dein Ziel getan hast.

Als viele Menschen in der Corona-Zeit zu Hause arbeiten und lernen mussten (und sich dabei immer wieder von irgendwas ablenken ließen), machte die sogenannte Pomodori- oder Sanduhr-Methode Furore: Nimm dir immer einen kleinen, in 25 Minuten zu bewältigenden Happen Arbeit vor. Erledige diese Aufgabe fokussiert und ohne dich ablenken zu lassen. Und belohne dich dann fünf Minuten lang mit etwas Schönem: den Lieblingssong hören, einen Tee kochen, ein kurzes (!) Computerspiel und so fort. Belohnungen spielen auch eine große Rolle, wenn es um das Ausprägen von Gewohnheiten geht. Allerdings liegt der Schlüssel hier nicht – wie man denken könnte – in immer wieder gleichen Belohnungen zur gleichen Zeit, sondern darin, etwas Besonderes zu tun. Mache dir also eine Liste von Dingen, mit denen du dich belohnen kannst – am besten etwas, das a. keine Kalorien hat und b. nichts kostet.

Regel Nr. 3: Wiederhole, was du zur Gewohnheit machen willst, bis du es automatisch und ohne nachzudenken tust.

Das ist ungefähr so wie das Zähneputzen oder der rituelle Morgenkaffee: Du machst es einfach, ohne darüber nachzudenken. Wenn du eine Gewohnheit etablieren willst, halte dich strikt an deinen Plan und tue es ohne Unterbrechung. Wenn du mal für einen oder zwei Tage deine Routine unterbrichst, ist der Gewöhnungseffekt nicht gleich wieder weg. Aber du wirst umso länger brauchen, bis sich der ersehnte mühelose Automatismus einstellt. Wie oft man etwas wiederholen muss, hängt vom Thema ab. Beim Thema Sport sollen 90 Wiederholungen reichen. Also 90-mal morgens um 6 in die Schuhe steigen, und dann ist es geschafft – das Laufen wird genauso selbstverständlich wie das Anlegen der Armbanduhr. Ich geriet kurz in Versuchung, einen Selbstversuch zu starten, als ich das in Wendys Buch las. Leider war es gerade Winter. Mir wurde schon bei dem Gedanken, um 6 mein warmes Bett zu verlassen, um rauszugehen, eisig kalt. Auch die Mittagszeit konnte das ganze Vorhaben nicht attraktiver machen. Aus diesem Grund ist aus mir auch mit dieser Methode keine regelmäßige Läuferin geworden. Vielleicht mache ich mal im Sommer einen Anlauf.

Damit sind wir jetzt beim nächsten Schritt: unserem Vorstellungsvermögen und unserer Einstellung, oder – etwas trendiger ausgedrückt – unserem *Mindset*.

Das Wichtigste zum Thema »Vorbereiten«:

1. Werde dir deiner Motive klar: Was willst du erreichen – was willst du vermeiden?
2. Schreibe ein lebendiges Erfolgsbild davon, wie dein Leben idealerweise in der Zukunft aussieht
3. Fertige zur Unterstützung ein Vision Board an
4. Formuliere konkrete Ziele in mehreren Stufen
5. Finde eine Person, die dich unterstützt
6. Mache einen Plan für deine neuen Routinen
7. Tue die gleichen Dinge immer zur gleichen Zeit und räume alle Hindernisse aus dem Weg
8. Lege los

KAPITEL 6

Loslegen & Durchhalten

Die Flüsterstimme der Selbstsabotage entmachten in 10 Schritten

Die schönsten Methoden der Zielerreichung nutzen gar nichts, wenn es uns früher oder später an der Disziplin in der Umsetzung mangelt, sprich: Wenn wir zwar loslegen, aber nicht durchhalten. Wenn wir uns in unserem Leben schon Dutzende Ziele gesetzt haben, die wir nie erreichen – der Klassiker sind die guten Vorsätze zu Neujahr – werden wir uns möglicherweise gar keine Ziele mehr setzen. Wenn du es jetzt mit einer Analyse deiner Motive, mit dem Erfolgsbild, deinem Vision Board, den Elementen der Harada-Methode, den SMARTen Zielen und einer auf Gewohnheiten abzielenden Zeitplanung anders angegangen bist als vorher, ist das schon ein riesiger Fortschritt. Auch dein Coach wird dafür sorgen, dass du diesmal erfolgreicher sein wirst als sonst. Damit du mit noch größerer Sicherheit deine Ziele erreichst, werden wir in diesem Kapitel den letzten und entscheidenden Schritt tun: Wir werden uns tiefer mit der schon öfter erwähnten »Flüsterstimme der Selbstsabotage« beschäftigen und mit deinen unterbewussten Mechanismen, die dich erfolgreich machen oder scheitern lassen. Es geht um unser *Mindset*. Dieser schöne englische Begriff beschreibt ein Sammelsurium an Gefühlen und Gedanken – unsere Einstel-

lung, unser Glaube an uns selbst und die Welt, unsere Gewissheit darüber, wie die Welt und das Leben funktionieren, unsere Entschlossenheit mit der wir Ziele erreichen. Unser Mindset zu kennen und zu verändern, ist die allerwichtigste Voraussetzung, um aus bequemen Gewohnheiten auszusteigen und neue, auf den ersten Blick unbequeme Verhaltensweisen dauerhaft annehmen zu können.

Willst du dein Leben verändern, so ändere dein Mindset.

Unser Mindset ist die treibende Kraft, die uns unsere Grenzen überschreiten lässt. Bei »Grenzen überschreiten« sind hier nicht nur Großtaten wie Wüstenläufe gemeint – für einen Zuckerjunkie kann das auch bedeuten, Gummibärchen und Schokokeksen zu entsagen. Halten wir es für möglich, ein Leben ohne ein Übermaß an Zucker zu führen? Können wir uns vorstellen, dass ein Wüstenlauf nicht nur möglich, sondern auch eine erfüllende Erfahrung sein könnte? Wenn wir das nicht in Gedanken simulieren können, steht es schlecht um unsere Veränderungsbereitschaft.

Dieses Mindset kannst du genauso trainieren wie deinen Körper, wenn du erst einmal herausgefunden hast, was du wirklich willst. Denn zwischen dem Willen, ein Ziel zu erreichen, und dem tatsächlichen Erfolg liegen Welten.

Dein Mindset kannst du genauso trainieren wie deinen Körper.

Aus dem Leistungssport wissen wir, dass alle Spitzenathleten über ein ganz besonderes Mindset verfügen. Eine meiner liebsten Beispiele stammt von Jan Frodeno, einem der weltbesten Triathleten. Seinen ersten bedeutenden Erfolg feierte er mit einer Goldmedaille bei der Olympiade 2008 in Peking. Topfavorit aus deutscher Sicht war Daniel Unger, der im Jahr zuvor Weltmeister geworden war. Der WM-Sechste Frodeno galt dagegen als Underdog, den niemand wirklich auf der Rechnung hatte. Nachdem er sich nach Schwimmen und Radfahren im abschließenden 10-km-Lauf langsam, aber sicher aus dem vorderen Mittelfeld in die Spitzengruppe vorgearbeitet hatte, setzte er 200 Meter vor dem Ziel zu einem unglaublichen Endspurt an und ließ seine Mitkonkurrenten praktisch stehen. Das gesamte Fachpublikum fiel aus allen Wolken – nur einer nicht: Frodeno. »In Gedanken hatte ich das Rennen schon hundertmal gewonnen«, vertraute er 2019 dem Triathlon Magazin an. Sein Trainingskollege Andreas Raelert verriet, Frodeno habe vor der Reise nach Peking den Text der deutschen Nationalhymne auswendig gelernt, um bei der Verleihung der Goldmedaille auf dem Podium mitsingen zu können. Besser kann eine mentale Vorbereitung nicht laufen. Körperlich fit war jeder Athlet im Wettbewerb. Am Ende gaben der Wille und die Fähigkeit, über die Schmerzgrenze hinaus das Letzte zu geben, den Ausschlag. Und das lässt sich mental programmieren.[23]

Mentale Fitness brauchst du, um dir Ziele zu setzen und sie zu erreichen: sie verschafft dir die notwendige Frustrationstoleranz, wenn die Flüsterstimme der Selbstsabotage dich mal wieder in den alten Sumpf der Bequemlichkeit zurückziehen will.

Mentale Fitness brauchst du, wenn dich dein Umfeld wieder auf Normalmaß zurechtstutzen will. Nicht jeder deiner gleichaltrigen Freunde wird dich begeistert unterstützen, wenn du plötzlich einem Verein beitrittst und dort das Sportabzeichen machst, oder wenn du dich in einem Fitnessstudio anmeldest. Möglicherweise wirst du dir den einen oder anderen ironischen oder sarkastischen Kommentar einfangen (»Na, wen willst du denn in deinem Alter noch beeindrucken?«). Wenn du anders bist, hältst du dem einen oder anderen einen Spiegel vor, in dem er oder sie ihre eigene Begrenzung sieht. Mentale Fitness macht dich immun gegen solche Ablenkungen.

Wofür man mentale Fitness braucht:
- **Mentale Fitness sorgt für Frustrationstoleranz.**
- **Mentale Fitness macht dich widerstandsfähig gegen Energieräuber.**
- **Mentale Fitness wirkt auf unseren Körper.**
- **Mentale Fitness hilft, negative Emotionen zu regulieren.**

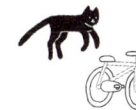

Mentale Fitness wirkt unmittelbar auf unseren Körper. Der berühmte Placebo-Effekt zeigt besonders eindrücklich, wie Geist und Körper miteinander verbunden sind. Gibt man einem Patienten ein sogenanntes Scheinmedikament (also eine völlig wirkungslose Zuckerpille), tritt in bis zu 40 Prozent der Fälle eine Heilung ein. Es gibt mittlerweile Hunderte von wissenschaftlichen Befunden zum Placebo-Effekt: Grüne und blaue Zuckerpillen wirken beruhigend, rote und gelbe stimulierend. Kleine Tabletten wirken besser als große, angeblich teure besser als preiswerte. Wenn heute ein neues Medikament die Kassenzulassung bekommen soll, muss es erst einmal nachweisen, dass es signifikant wirkungsvoller als ein Scheinmedikament ist. Es gibt sogar (ethisch natürlich umstrittene) Forschung zu Placebo-Operationen: Gaukelt man beispielsweise Patienten vor, sie seien minimal-invasiv am Knie operiert worden, kommt es in einigen Fällen zu geheimnisvollen Spontanheilungen. In Wirklichkeit hat man dem Patienten nur einen kleinen Schnitt inklusive Naht beigebracht. Die Placebo-Forschung an Medikamenten geschieht in der Regel in Doppelblind-Studien: Es gibt zwei Kontrollgruppen – eine wird mit dem zu testenden Wirkstoff behandelt, eine andere Gruppe mit dem Placebo. Weder Ärzte noch Patienten wissen, in welcher Gruppe sie sich befinden, denn auch die Erwartungshaltung des Arztes (also sein Glaube an den therapeutischen Erfolg) hat schon eine messbare Auswirkung auf den Heilungserfolg. Kurz: Unser Glaube (ein entscheidender Teil unseres Mindsets) hat eine unmittelbare Wirkung auf unseren Körper.

 Mentale Fitness wirkt sich letztlich auch auf unser seelisches Befinden und die daraus resultierende Selbstsabotage aus. Sind wir in der Lage, emotionale Spannungszustände bewusst zu regulieren, haben wir einen entscheidenden Schritt in Richtung Selbstbestimmung getan. Wir sind nicht mehr Spielball unserer Launen, Befindlichkeiten und Seelenkatastrophen, sondern erfahren und erleben die Welt so, wie es für uns und unsere Ziele günstig ist. Das bedeutet nicht, unsere Gefühle zu ignorieren, zu verdrängen und kleinzuhalten. Jeder von uns hat als Kind Sätze wie »Stell dich nicht so an« – »Ist gar nicht so schlimm« – oder »Das geht vorbei« um die Ohren gehauen bekommen, wenn wir mal wieder weinend zu Mama oder Papa gelaufen sind. Wir haben früh gelernt, andere nicht mit unserem Stress, unseren Spannungen, unserer Angst und unserem Schmerz zu behelligen. Und wir haben nicht gelernt, diese Zustände als Bestandteil unseres Lebens und als Ratgeber wertzuschätzen. Unsere negativen Gefühle erzählen uns nämlich etwas über unsere Bedürfnisse. Wenn wir unbedingt eine Tafel Schokolade essen wollen, sagt uns das nicht, dass wir jetzt Lust auf Schokolade haben, sondern dass wir einen inneren Spannungszustand verspüren, von dem wir wissen, dass er durch eine schnelle Zuckerzufuhr für die nächsten Minuten Ruhe geben wird. Woher diese Spannungen kommen, wissen wir nicht: Wir haben nicht gelernt, in unsere Stimmungen hineinzuhorchen und ihre Botschaften zu verstehen. Die einfache Frage »Was will dir dein Schmerz/dein Frust/deine Depression mitteilen?« führt manchmal zu ganz erstaunlich klaren Antworten. Stattdessen haben wir gelernt, ungute Gefühle und Schmerzen irgendwie zu betäuben: in schwerwiegenden Fällen durch Medikamente und Drogen, in harmloseren durch Essen, Shopping, Arbeit, Sex oder Computerspielen. Oder wir verfallen in eine Jammer- und Opferrolle und missbrauchen unseren Schmerz als Vehikel für Aufmerksamkeit durch unser Umfeld.

Haben wir gelernt, unseren emotionalen Stress zu fühlen, seine Ursachen zu ergründen, ihn zu verstehen und ihn abzustellen, so leben wir wesentlich entspannter und leichter. Diese Fähigkeit, uns nicht zum Spielball unserer Emotionen zu machen, bezeichnet man auch als Selbstregulation. Und genau das gelingt durch mentale Fitness: Wir lernen, unsere Gefühle und Gedanken wahrzunehmen, ihnen auf den Grund zu gehen und sie an der Quelle zu transformieren.

Der Weg zur mentalen Fitness:
- **Nimm deine Gefühle wahr und erkenne die damit verbundenen Denkmuster.**
- **Ersetze destruktive Denkmuster durch positive.**
- **Programmiere dein Unterbewusstsein.**
- **Handle nach dem neuen Denkmuster und schreibe neue Lebensgeschichten.**

Meine Denkmuster erkennen

Wenn du dein Mindset trainieren willst, musst du es erst einmal kennenlernen, und dir dann entsprechende Trainingsziele setzen. Das bedeutet, dass du eine grobe Bestandsaufnahme des Sammelsuriums an Gefühlen, Gedanken und Theorien über dich selbst und die Welt anfertigst und schaust, ob sie eher förderlich oder eher hinderlich sind für dein Ziel, neue, gesunde Gewohnheiten anzunehmen. Eine Schlüsselfunktion besitzen dabei unsere Überzeugungen über uns und die Welt.

Was glaubst du über dich und die Welt?

Was sind Überzeugungen? Eine Überzeugung (synonym wird gern das Wort »Glaubenssatz« benutzt) ist eine Gewissheit bezogen auf einen bestimmten Sachverhalt, also eine Art innere Haltung, die wir einem Sachverhalt oder einem Ereignis gegenüber einnehmen. Eine besonders machtvolle hast du schon kennen gelernt: die Selbstwirksamkeitsüberzeugung. Sie sagt uns etwas über unsere Gewissheit, ob wir die Kontrolle darüber haben, unsere Vorhaben verwirklichen zu können, und ob wir glauben, unsere Ziele erreichen zu können. Wem beim Thema »lebenslang Sport betreiben« sofort »das halte ich sowieso nicht durch« einfällt, hat also eine wenig förderliche Selbstwirksamkeitserwartung. Und wenn wir so etwas über uns denken, werden wir uns mit großer Wahrscheinlichkeit erst gar nicht in Bewegung setzen: Unser Denken hat unser Handeln bestimmt. Die Selbstwirksamkeitserwartungen repräsentieren einen extrem machtvollen Teil des mentalen Modells, das wir von uns selbst besitzen.

Jede von uns besitzt Hunderte, möglicherweise Tausende von Überzeugungen. Sie sind im Grunde so etwas wie Theorien darüber, wie wir selbst, die Menschen und die Welt ganz allgemein funktionieren. »Frauen sind …«, »Männer sind …«, »Das Leben ist …« (wahlweise kein Ponyhof oder eine Wundertüte) und so weiter und so fort. Man nennt solche Vereinfachungen und Pauschalurteile auch Stereotype. Sätze nach dem Muster »Die Deutschen sind …«, »Muslime sind …« oder »Geflüchtete sind …« gehen immer mit Verallgemeinerungen einher und befreien uns vor der zeitraubenden Verpflichtung, die Welt differenzierter wahrzunehmen. Stillschweigend denken wir uns bei solchen Stereotypen gern das Wörtchen »alle« dazu, auch wenn wir es nicht aussprechen: »Alle Muslime sind ...«

Die Gesamtzahl unserer Überzeugungen beziehungsweise unserer Glaubenssätze bezeichnen wir auch als »mentales Modell«. Diese mentalen Modelle sagen uns unter anderem, was wir für möglich und unmöglich halten, und bestimmen dadurch in hohem Maße unser Verhalten. Ein ganz einfaches Beispiel: Wenn wir die Erde für eine Scheibe halten, werden wir es tunlichst vermeiden, uns mit unserem Segelboot zu weit vom Ufer zu entfernen – es könnte ja sein, dass wir unversehens dem Rand zu nahe kommen und in den Abgrund stürzen. Glauben oder wissen wir, dass die Erde rund ist, werden wir uns dagegen viel leichter unendlich weit weg bewegen, da wir wissen, dass wir entweder auf unbekanntes Land stoßen oder am Ende wieder am Ausgangspunkt ankommen werden.

Mentale Modelle geben uns Sicherheit und Orientierung.

Grundsätzlich brauchen wir mentale Modelle, um mit der Komplexität unserer Welt umgehen zu können. Sie geben uns Sicherheit und Orientierung, erleichtern das Leben und beschützen uns vor allzu differenzierter Wahrnehmung, der damit verbundenen geistig-emotionalen Anstrengung sowie vor negativen Handlungsfolgen. Müssten wir in jeder Situation immer wieder neu bewerten, was nun das Richtige ist, wären wir vor lauter Prüfen und Nachdenken handlungsunfähig. Ob unsere mentalen Modelle stimmen oder nicht, ist uns aus guten Gründen meistens egal. Würden wir unser gesamtes Wissen oder Halbwissen permanent überprüfen müssen, kämen wir aus dem Lesen und Diskutieren nicht mehr heraus.

Dazu wieder ein einfaches Beispiel: Morgens stehen wir beim Bäcker vor einer riesigen Auswahl von Brot- und Brötchensorten. Es gibt Leute, die nehmen einfach

das, was ihnen am besten schmeckt. Andere wählen das, was sie für gesund halten. Solche Menschen werden beim Bäcker nicht lange brauchen, um sich zwischen den bösen Weizenbrötchen und den guten Vollkornbrötchen zu entscheiden. Zuvor haben sie sich davon überzeugen lassen, dass Mehl aus ganzen Körnern gesundheitsförderlicher ist als Mehl aus Körnern ohne Schale und Keimling. Wenn sie glauben (oder zu wissen glauben), dass Vollkornprodukte gesund sind, handeln sie entsprechend. Versucht man nun einem überzeugten Vollkorn-Konsumenten zu erzählen, dass diese Lebensmittel nicht für jeden Menschen wirklich gesund sind und zuweilen eher für Verdauungsprobleme sorgen, wird man schnell eine Abwehrreaktion ernten. Von nichts trennen wir uns so ungern wie von unseren Überzeugungen und Theorien über die Welt.

Sehr viel stärkere Auswirkungen auf unser Leben haben Überzeugungen, die wir uns über uns und den Rest der Menschheit gebildet haben. Wenn wir zum Beispiel kollektiven Gruselüberzeugungen nach dem Muster »Was Hänschen nicht lernt, lernt Hans nimmermehr« Glauben schenken, werden wir kaum auf die Idee kommen, mit über 50 Jahren noch Norwegisch oder Kitesurfen zu lernen. Aus der psychologischen Forschung wissen wir mittlerweile, dass dieses Sprichwort blühender Unsinn ist. Ältere Menschen lernen anders als jüngere – aber natürlich sind sie bis ins hohe Alter lernfähig. Praktisch jedes Sprichwort ist Ausdruck einer kollektiven Überzeugung, die uns behindert oder befreit – je nachdem: »Einen alten Baum verpflanzt man nicht« (= Ich kann da bleiben, wo ich bin) – »Erst die Arbeit, dann das Vergnügen« (= Freude im Leben muss ich mir erst mal durch Leid und Pflicht verdienen – typisch deutsch) und so weiter.

Mentale Modelle beschützen und behindern uns.

Viele Glaubenssätze sind da, um uns zu schützen: Sie belassen uns gemütlich in unserer Komfortzone und bewahren uns vor dem Scheitern. Umgekehrt behindern sie uns natürlich: neue Erfahrungen zu machen und letztlich, uns zu entwickeln. Sie sind gerade im Alter verantwortlich dafür, dass wir stagnieren oder uns zurückentwickeln. Es ist kein Wunder, dass viele ältere Menschen nur noch in der Vergangenheit leben: Häufig fehlen der Mut und der Antrieb, Neues zu wagen und neue Erinnerungen zu schaffen. Befeuert wird diese Haltung von den kollektiven Überzeugungen über das Alter: Schon allein wegen des scheinbar unvermeidlichen Abbaus der Kräfte gilt es als völlig normal, in täglichen Routinen zu versinken und uns immer weniger zu fordern. So ist das eben im Alter – man schafft immer weniger. Jeder, der das hört, nickt innerlich und denkt: Ja, das ist so!

> *Die wirksamsten Gefängnisse bestehen nicht aus Stahl und Beton, sondern aus dem, was wir über uns und die Welt zu wissen glauben.*

Wie bilden sich Überzeugungen und mentale Modelle? Zum einen aufgrund eigener Erfahrungen, den sogenannten Referenzerlebnissen. Diese werden bewusst oder unterbewusst stets als »Beweis« für die Richtigkeit und Allgemeingültigkeit des eigenen mentalen Modells herangezogen. Wer einmal von einem Hund gebissen wird, entwickelt die Überzeugung: »Alle Hunde sind gefährlich.« Ein oder zwei emotional hoch belastete Kundenkontakte unter Hunderten normalen führen zu der Überzeugung, »die« Kunden seien tendenziell neurotisch, geizig, arrogant und so weiter. Den weitaus größten Teil unserer Überzeugungen und der sich daraus ergebenden mentalen Modelle bilden wir jedoch nicht durch eigene Erfahrungen, sondern indem wir bewusst oder unbewusst die Erfahrungen anderer übernehmen: zum Beispiel aufgrund von Erziehung, durch den Einfluss der Kultur, in der wir aufwachsen, durch unsere Peer-Groups und durch unseren Medienkonsum.

> *Unsere mentalen Modelle basieren in hohem Maße auf Gehirnwäsche.*

Sehr viele unserer Werte und Grundwahrheiten über uns und die Welt haben wir übernommen, ohne sie groß zu hinterfragen. Werden wir in Mitteleuropa geboren, nehmen wir mit sehr hoher Wahrscheinlichkeit die Werte und Regeln dieser christlichen Kultur an. Werden wir im Mittleren Osten geboren, wird das höchstwahr-

scheinlich eine von islamischen Werten geprägte Kultur sein. Man könnte auch sagen: Die meisten unserer Weltanschauungen und Überzeugungen beruhen auf Gewohnheit und Gehirnwäsche. Zum Schrecken der Eltern fängt das eine oder andere Kind in der Pubertät an, diese Gehirnwäsche zu hinterfragen und andere Wertvorstellungen beziehungsweise Überzeugungen zum Leben zu entwickeln.

Das Gefährliche an diesen Prägungen ist, dass unsere gesamte Wahrnehmung und unser Lernen von unseren Überzeugungen gesteuert werden, wenn sie sich erst einmal verfestigt haben. Wir übernehmen dann nämlich bevorzugt Informationen aus uns genehmen Quellen und blenden aus, was uns nicht gefällt; das heißt: was unseren Theorien oder »Wahrheiten« widerspricht. Die politische Polarisierung in den USA unter Trump war dafür ein gutes Beispiel: Trump-Fans konsumierten Medien wie den konservativen TV-Sender Fox oder Webdienste wie Breitbart News. Die Trump-Skeptiker lasen bevorzugt die New York Times oder die Washington Post und schauten den Nachrichtensender CNN. Über Mitteilungsportale wie Twitter oder Facebook ist mittlerweile jeder in der Lage, sich täglich mit Meldungen und Meinungen aus seinen bevorzugten Nachrichtenquellen überspülen zu lassen. Dass sich so die politischen Lager immer weiter polarisierten, ist kein Wunder, zumal Trump selbst mit bestem Beispiel voranging und sich ein eigenes Paralleluniversum an Wahrnehmungen und Überzeugungen gebastelt hatte. »He believes what he believes based on the information he has been provided« (»Er glaubt, was er glaubt, aufgrund von ihm vorliegenden Informationen«), erklärte Sean Spicer, Ex-Pressesprecher von Donald Trump, auf einer Pressekonferenz des Weißen Hauses im Februar 2017 auf die Frage nach der Beweislage für millionenfachen Wahlbetrug durch illegale Immigranten. Diese »vorliegenden Informationen« stammten aus sich selbst verstärkenden Verschwörungsfantasien in Internet-Foren. Man mag das erschreckend finden und darf sich zugleich fragen, aus welchen Quellen das eigene Weltbild stammt. Nach seiner Wahlniederlage 2020 wiederholte Trump gebetsmühlenhaft ähnliche Anschuldigungen (an die er selbst offenbar unverrückbar glauben wollte) und löste damit in der ältesten Demokratie der Welt fast eine Verfassungskrise aus.

Unlängst war ich in Indien. Dort gibt es keine staatliche Rentenversicherung und praktisch keine Altenheime. Es ist selbstverständlich, dass nicht der Staat, sondern die Kinder die Versorgung der Alten übernehmen. Wer keine eigenen Kinder hat, muss selbst vorsorgen oder kommt in den Familien von Brüdern und Schwestern unter. Das mentale Modell (anders ausgedrückt: das kollektive Wertesystem) der Inder hat ein ganz bestimmtes gesellschaftspolitisches System hervorgebracht. Unsere individualistischen Werte haben ein anderes System hervorgebracht: Die Versorgung wird durch die Gesellschaft garantiert; mangelnde persönliche Zuwendung durch die Nachkommen gilt zwar als unschön, ist aber gesellschaftlich keine Katastrophe. Auch auf der gesellschaftlichen und politischen Ebene gilt: die Strukturen folgen den mentalen Modellen.

Willst du dein Leben verändern, so verändere zuerst dein Denken.

Woher stammen nun unsere Überzeugungen, wenn es ums Alter geht? Natürlich geht es in der Kindheit los. Wir haben unsere eigenen Großeltern altern und sterben sehen und haben daraus erste Rückschlüsse gezogen. Bei mir war das so: Beide Opas waren schon so früh tot, dass ich mich nicht mehr an sie erinnern konnte. Oma 1 war sehr dick und hatte einen riesigen Busen, an den ich mich drücken lassen musste. Sie trug immer eine Kittelschürze. Schon mit 60 hatte sie schlohweiße Haare, die zu einem dünnen Zöpfchen geflochten und zu einem Dutt gebunden wurden. Sie saß fast immer in der Küche. Versorgt wurde sie von meiner Tante, die im gleichen Haus wohnte. Mit 89 erlitt Oma 1 aufgrund ihres Übergewichts und ihres Bluthochdrucks einen schweren Schlaganfall und verstarb nach vier Monaten sprachlosen Dahinvegetierens im Pflegeheim. Oma 2 war der Gegenentwurf: Sie färbte ihre Haare rot und hatte einen sieben Jahre jüngeren, pensionierten Opernsänger zum Lebensgefährten. Dem hatte sie vorgegaukelt, sie sei drei Jahre jünger als er. Ich erinnere mich, dass wir ihren Achtzigsten im Familienkreis gefeiert hatten. Zuvor hatte sie uns nachdrücklich auf die Zahl 70 eingeordnet und wir alle spielten brav mit. Bei ihrem Tod stellte sich heraus, dass »Opa« schon vor vielen Jahren auf einer Reise heimlich in ihren Personalausweis gelinst hatte und längst Bescheid wusste. Oma 2 lebte mit 90 noch allein und selbständig in ihrem Apartment. Eine Woche vor ihrem Tod war sie noch auf eine Leiter gestiegen, um ihre Gardinen abzunehmen. Sie kam dann ganz plötzlich mit Nierenversagen ins Krankenhaus und starb wenige Tage später. Oma 2 war in der Familie nicht wirklich gut gelitten: Durch ihre Prunksucht hatte sie den dazugehörigen ursprünglichen Opa 2 zu nicht ganz legalen Transaktionen verführt, was für ihn als Anwalt nicht wirklich karriereförderud war. Den potenziellen Rechtsfolgen entkam er, indem er sich zum Wehrdienst im Zweiten Weltkrieg meldete. Vom folgenden Fronteinsatz in Russland kam er nicht mehr zurück. Oma 2 war trotz ihres zweifelhaften Charakters meine Favoritin: Sie roch wesentlich besser als Oma 1 und amüsierte mich mit Erzählungen aus ihrem abwechslungsreichen Liebesleben. Meine Überzeugung, dass alt und lebendig-lebensfroh zu sein keine unvereinbaren Gegensätze sind, habe ich sicher von ihr übernommen. Ansonsten habe ich bei meinen eigenen Eltern gesehen, was wahrscheinlich viele erleben: Spätestens ab 60 war Schluss mit sportlichen Aktivitäten (sie spielten beide Tennis und fuhren Ski), und schwupps ging es fröhlich und im Schneckentempo bergab. Auch ich hielt das damals noch für vollkommen normal und natürlich: Im gesamten Bekanntenkreis meiner Eltern lief es genauso.

Ansonsten bezog ich meine mentalen Modelle aus Film und Fernsehen, wo die ungeschminkten Folgen des Alterns und natürliches Sterben praktisch keine Rolle spielen. Wir wollen lieber in einer Traumwelt bleiben. Und wenn mal jemand genau und schonungslos hinguckt – wie zum Beispiel der österreichische Regisseur Michael Haneke in seinem Meisterwerk *Liebe*, bei dem es um die existenzielle Überforderung bei der Pflege eines geliebten, lebensmüden Menschen geht – gilt das als Sensation und als Tabubruch.

Woher stammen deine mentalen Modelle zum Thema »Altern«?

Meinen Realitätsschock bekam ich verpasst, als ich mit meiner greisen Mutter eine Rundreise durch diverse Altersheime (sorry: Seniorenresidenzen) machen musste: mal war es zum Probewohnen, mal für eine Kurzzeitpflege. Was ich dort sah, wollte ich weder für sie noch irgendwann später für mich. Dass ich dieses Schicksal nicht für unabwendbar halte, geht auf einen weiteren Baustein meines mentalen Modells zum Thema Alter zurück: Gespräche mit Werner Kieser, dem »Erfinder« des gesundheitsorientierten Krafttrainings und Gründer der Fitnesskette *Kieser-Training*. Kieser war bis in die letzte Faser seines Seins davon überzeugt, dass systematisches Krafttraining die allerbeste und notwendige Basis für ein gesundes und selbständiges Alter ist. Er war ein wandelndes Kompendium aller wissenschaftlichen Erkenntnisse zum Thema Krafttraining mit Älteren. Er erzählte mir damals von Studien, die in den USA von Arnold Schwarzenegger initiiert wurden, als dieser Fitnessberater der Regierung unter George Bush dem Älteren war (nein, er machte keinen Frühsport mit George, sondern beriet zu Gesundheitspolitik und Prävention). Wenige Monate systematischen Krafttrainings mit 70- bis 80-Jährigen in Altersheimen reichten demnach wohl aus, damit rund 40 Prozent der Teilnehmer wieder in die Unabhängigkeit entlassen werden konnten. Der Rest wurde deutlich selbständiger. Ich war beeindruckt!

Werner Kiesers Begeisterung wirkte hochansteckend auf mich – nicht so ansteckend, um mich sogleich im Fitnessstudio anzumelden. Aber die Gespräche hatten mich so geprägt und so viel Eindruck hinterlassen, dass ich sie 20 Jahre später wieder aus dem Unterbewusstsein holte, als es darum ging, für mich eine Strategie gegen den körperlichen Verfall zu finden. Dieses »mentale Modell« aus wissenschaftlichen Studien, meinen eigenen kurzen Erfahrungen im Fitnesscenter als 25-Jährige sowie dem selbst erlebten Pflegeheim-Horror reichten aus, um mich nachhaltig in Bewegung zu setzen.

»Im Alter soll man sich schonen« – der Weg in den Untergang

Als es mit unserer Mutter kontinuierlich bergab ging, versuchten wir Kinder sie mehr oder weniger nachdrücklich davon zu überzeugen, sich mehr zu bewegen und sich mehr körperlich zu fordern. Leider steckte sie felsenfest in der perfidesten aller kollektiven Überzeugungen, die da lautet: »Im Alter soll man sich schonen.« Da Herzerkrankungen in der Familie liegen, hielt sie es für gefährlich, sich auch

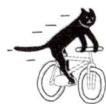

nur ansatzweise zu verausgaben. Dementsprechend hielt sie ihren Fernsehsessel für den sichersten Ort der Welt. Am schönsten beurteilt Joe Friel, der Guru des Leistungssports im Seniorenalter, diese perfide Schonungstheorie:

»In unserer Gesellschaft, und selbst unter Sportlern, ist die Auffassung verbreitet, dass mit dem Älterwerden zahlreiche verheerende und unvermeidliche Veränderungen einhergehen, die sich unserer Kontrolle entziehen. Bestenfalls könne man darauf hoffen, das Schlimmste eine Weile zu verhindern, indem man täglich mehrere Handvoll Pillen in sich hineinwerfe. Parallel dazu hält sich hartnäckig der Glaube, dass ältere Menschen sich auf gar keinen Fall anstrengen dürfen. Schützen Sie Ihre zerbrechlichen Knochen, heißt es dann. Stellen Sie das harte Training ein. Vermeiden Sie es, Ihr armes Herz zu strapazieren. Lassen Sie es langsam angehen. Kümmern Sie sich um Ihren Garten und beobachten Sie Vögel. Verhalten Sie sich Ihrem Alter entsprechend ...«[24]

Genau diese Überzeugungen befördern uns direkt an den Rollator, in den ersten, zweiten und dritten Pflegegrad, und von dort direkt in die Seniorenresidenz. Das Gegenteil ist richtig: Friel verweist auf zahlreiche Studien, die belegen, dass man auch in den 70ern und 80ern von hartem (!) Training profitiert. Selbstverständlich ist es – wie schon mehrmals erwähnt – extrem fahrlässig, ohne professionellen Rat aus dem Stand heraus den Körper mit Sprints und anderen Kraftakten zu konfrontieren. Doch nach vernünftigem Aufbautraining unter professioneller Anleitung und vorangegangener ärztlicher Untersuchung sind wir auch in sehr fortgeschrittenem Alter noch zu sehr großen Anstrengungen fähig.

Auch mit 80 profitierst du noch von hartem Training.

Ganz besonders anfällig für das Märchen von der Schonung im Alter sind Menschen, die bereits die ersten Herzbeschwerden haben oder gar einen Herzinfarkt hatten. Die damit verbundene Todesangst traumatisiert uns dann so sehr, dass wir schon von ganz allein dazu neigen, jede Form von körperlicher Anstrengung zu vermeiden. Dazu habe ich ein Interview mit dem Kardiologen Dr. med. Franz Goss, stellvertretender Bundesvorsitzender des Bundes niedergelassener Kardiologen (BNK) gefunden:

> **Faktencheck**
>
> »Früher hat man gedacht, nach einem Herzinfarkt müsste man 2 – 3 Wochen Pause machen. Heutzutage werden die Patienten bei einem Infarkt in der Regel invasiv mit einem Herzkatheter behandelt. Dies führt dazu, dass viele schon relativ schnell wieder stabil und beschwerdefrei sind und auch schon früh mit einem Bewegungsprogramm beginnen können. Das geht bis hin zu Empfehlungen, bereits eine Woche nach dem Infarkt wieder zu beginnen – wobei das nicht für alle Patienten gilt. Allgemein ist es wichtig, langsam anzufangen und nicht gleich wieder in die Vollen zu steigen. Dazu gibt es auch eine Studie, die gezeigt hat, dass man optimalerweise eine Woche nach dem Infarkt schon wieder mit dem körperlichen Training beginnen soll, um eine möglichst schnelle Wiederherstellung der Herzfunktion zu erreichen.
>
> Wenn durch den Infarkt eine Funktionseinschränkung des Herzens vorliegt, weil der Patient zum Beispiel sehr spät behandelt wurde oder der Infarkt zu ausgeprägt war, sieht es natürlich anders aus und der Patient muss zunächst stabilisiert werden, bevor er mit dem körperlichen Training beginnen kann. Patienten, die sich nach einem Herzinfarkt zurückziehen und Angst haben, einen weiteren Infarkt zu erleiden, wenn sie Sport treiben, kann man aber beruhigen. Vielmehr sollen sich die Patienten körperlich betätigen – man sollte nur langsam beginnen. Bis auf das Schwimmen kann man eigentlich alle Ausdauersportarten, egal in welcher Art und Weise, uneingeschränkt empfehlen.« [25]

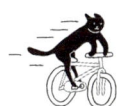

Wie Sport und Herzerkrankungen zusammenpassen, zeigt der 1945 geborene Otto Tylkowski, der in der deutschen Triathlon-Szene einen Legendenstatus genießt. Tylkowski hatte sich 1991 das erste Mal für die legendäre Triathlon-Weltmeisterschaft auf Hawaii qualifiziert. Nachdem er das zwischen 1996 und 2005 rekordverdächtige zehnmal in Folge wiederholt hatte, legte er eine Pause ein. Gewichtsmäßig »explodierte« er danach, wie er in einem Interview mit dem Magazin *Triathlon* zu Protokoll gab. Dann wurde ihm ein Stent eingesetzt – und das war offenbar ein Weckruf. Trotz – oder wegen – des Stents trainierte er wieder. Im Jahr 2019 war er mit 74 Jahren als ältester deutscher Teilnehmer das dreizehnte Mal auf der Insel am Start und plante, für 2021 in der Altersgruppe über 75 aufs Podium zu laufen.[26]

Jetzt bist du an der Reihe: Gehe daran, die Bausteine deines eigenen mentalen Modells zum Thema »Alter« zu identifizieren. Schaue, was du an Überzeugungen unreflektiert übernommen hast, was du beobachtet und möglicherweise unbewusst verinnerlicht hast, und welche Erfahrungen du selbst gemacht hast. Es ist wieder Zeit für eine Reflexionsrunde. Nimm dir ein Blatt Papier, ein paar Minuten Zeit und untersuche dein eigenes mentales Modell zu den Themen »Altern« und »Sport«.

Fragen zu deinem mentalen Modell bezogen auf dich selbst, das Altern und Sport:

- Was hast du in deiner eigenen Familie über das Altern gelernt? Was hast du von deinen Großeltern und Eltern gelernt, beobachtet und unbewusst übernommen?
- Welches Bild über das Altern hast du dir durch Medienkonsum angeeignet?
- Gibt es inspirierende Vorbilder in Sachen Alter für dich?
- Welche Rolle spielten in deiner Herkunftsfamilie Dinge wie Gesundheit, Selbstdisziplin, Erfolg, Frustrationstoleranz? Wie sieht es in deiner jetzigen Familie damit aus (sofern es eine gibt)?
- Welche Ergebnisse hatten bisher deine Versuche, einen gesünderen Lebensstil einzuführen? Wie oft hast du deine »guten Vorsätze« in

eine Lebensroutine überführt? Anders ausgedrückt: Wie steht es um deine eigenen Selbstwirksamkeitserwartungen?

- Welche Glaubenssätze pflegst du über dich selbst? Schreibe auf, was du tun oder nicht tun kannst, musst oder darfst. Schreibe auf, wie du sein oder nicht sein kannst, musst oder darfst. Dazu vervollständige Sätze wie »Ich darf/darf nicht ... muss/muss nicht ... kann/kann nicht ... Ich bin/bin nicht ...«.
- Musst du immer einen guten Eindruck machen? Darfst du dich blamieren? Darfst du versagen? Das alles sind die Bausteine, aus denen man sich eine schicke persönliche Hölle oder einen Freibrief für Selbstentfaltung basteln kann.
- Vervollständige Sätze, die anfangen mit:
Alte Menschen können/können nicht ...
Alte Menschen dürfen/dürfen nicht ...
- Beende mindestens zehn Sätze, die anfangen mit »Wenn ich alt bin, bedeutet das ...«.
- Werde dir deiner Überzeugungen rund um das Thema »Sport« bewusst, indem du zehn Sätze vollendest, die alle mit »Sport ist ....« beginnen.
- Sammle Sprichwörter über das Alter. Vielleicht fallen dir noch andere ein als »Was Hänschen nicht lernt, lernt Hans nimmermehr« oder »Einen alten Baum verpflanzt man nicht«.
- Lass dir für diese Aufgabe genügend Zeit. Schaue immer mal wieder auf deine Liste und vervollständige sie. Mache dir auch bewusst, woher diese Überzeugungen stammen: Welche hast du von anderen übernommen und welche stammen aus eigenen Erfahrungen?

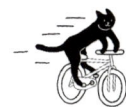

Destruktive Denkmuster verändern

Wenn du die Glaubenssätze deines mentalen Modells aufgeschrieben hast, können wir nun anfangen, diese zu verändern. Natürlich nur diejenigen, die deinem Ziel »Bis zum Tod selbständig und lebensfroh« (oder wie immer es auch heißen mag) im Wege stehen. Warum ist das so wichtig, wenn man eine Veränderung der eigenen Gewohnheiten plant? Wenn du schon mehrmals daran gescheitert bist, deine körperliche Leistungsfähigkeit deutlich zu verbessern und sportliche Ziele zu erreichen, wird sich an dieser Misserfolgsquote wahrscheinlich wenig ändern, wenn du weiterhin so denkst, wie du denkst, und so fühlst, wie du fühlst. Vor allem deshalb, weil diese Misserfolge ein neues Denkmuster erzeugt haben, das da lautet: »Ich schaffe es sowieso nicht.« Diese negativen Denkmuster gilt es aufzulösen und in förderliche zu überführen.

Bevor du loslegst, schau dir noch einmal die Liste deiner Überzeugungen an und ordne sie in zwei Kategorien: förderliche Überzeugungen und hinderliche Überzeugungen. Alle positiven und förderlichen Überzeugungen behältst du und pflegst sie. Von den negativen trennst du dich (was sich einfacher anhört, als es tatsächlich ist). Wie das geht, zeige ich dir auf den folgenden Seiten.

Manche negative Glaubenssätze verschwinden, sobald sie uns bewusst werden.

Du wirst möglicherweise schon bemerkt haben, dass sich der eine oder andere Glaubenssatz während der Lektüre dieses Buches bereits in Luft aufgelöst hat. Einige Glaubenssätze verschwinden, sobald sie uns bewusst werden (»Das denke ich tatsächlich? Das ist doch Quatsch!«). Andere wiederum sitzen auch nach der ersten Bestandsaufnahme noch unverrückbar dort, wo du sie entdeckt hast. Einer meiner liebsten Dauerhits ist beispielsweise »Ich muss überall einen möglichst guten Eindruck machen« – mein ganz persönlicher Weg in die Selbstbeschränkung. Obwohl ich weiß, dass das völliger Unsinn ist, ertappe ich mich immer wieder dabei, in dieses ungeliebte Denk- und Verhaltensmuster zurückzufallen.

Ich stelle dir auf den folgenden Seiten ein »Kochrezept« vor, mit dem du deine negativen Glaubenssätze untersuchen und entkräften kannst. Ich habe es von diversen anderen Mindset-Köchen (zum Beispiel von Robert Dilts oder Byron Katie) abgeschaut. Und so wie man es mit Kochrezepten macht, habe ich noch meine eigenen Zutaten und Varianten hinzugefügt. Bitte betrachte es genauso: Nimm dieses Rezept als Vorschlag und variiere es so, wie es für dich am besten passt.

Selbsthilfe, Coaching und Wissenschaft Für alle Leser, die wissenschaftlich abgesicherte Erkenntnisse bevorzugen (so wie ich): Die empirische Beweislage für die Wirksamkeit von Coachingmethoden ist insgesamt reichlich dünn. Die im Folgenden vorgeschlagene Vorgehensweise zur Veränderung von Einstellungen hat für mich in der Praxis funktioniert, sie ist, wie gesagt – ein »Kochrezept« –, ohne jeden wissenschaftlichen Anspruch. Wer psychische Probleme therapieren möchte, ist ohnehin in der Abteilung »Selbsthilfe« – also hier – komplett falsch. Der erste Weg führt dann zu Fachleuten, die wissenschaftlich fundierte Psychotherapieansätze beherrschen. Diese Ansätze schaffen es nur dann bis zur Kassenzulassung, wenn sie unter wissenschaftlichen Bedingungen hinreichend häufig ihre Wirksamkeit unter Beweis gestellt haben. Dass dieser Beweis ein alles andere als banales Unterfangen ist, liegt auch daran, dass der Heilungserfolg von vielen Variablen abhängt, die nur sehr schwer zu isolieren und zu kontrollieren sind. Menschen sind nun mal keine komplizierten, berechenbaren Maschinen (weder Therapeuten noch Patienten), sondern hochkomplexe Wesen, die sehr unterschiedlich auf Interventionen, Systembedingungen und Umwelteinflüsse reagieren. Entsprechend aufwändig ist es, verlässliche Ursache-Wirkungszusammenhänge nachzuweisen.

Nach diesem Warnhinweis kann es losgehen: Suche dir einen Glaubenssatz aus, den du gern entkräften willst. Du wirst schon intuitiv wissen, welcher sich zum Üben am besten eignet. Jetzt gehe nach diesem Muster der 10 Schritte vor:

Schritt 1: Nach Beweisen suchen Stelle dir die Frage: Woher weiß ich, dass diese Überzeugung/dieser Glaubenssatz wahr ist? Sammle so lange Beweise, bis

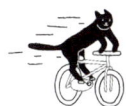

dir nichts mehr einfällt. Wir nehmen hier mal einen meiner wunderbaren Glaubenssätze, der mich fast davon abgehalten hätte, Mitglied der Triathlon-Anfängergruppe in meinem Fitnessclub zu werden und damit einen Teil meines Lebensglücks zu verpassen: »Ich darf nicht mit Abstand Letzte werden.« Woher weiß ich, dass das wahr ist? Gibt es Beweise dafür? Ich finde keine! Weder Eltern, Lehrer noch Freunde haben mir das jemals gesagt. Ich habe und hatte auch niemals Freunde, die sich über Versager und Loser lustig gemacht haben. Finde ich selbst Leute doof, die Letzte werden oder die in irgendwas richtig schlecht sind? Nein, keine Spur. Aber ich identifiziere ein Gefühl und in dessen Schlepptau einen neuen Glaubenssatz: »Nur wenn ich in etwas gut bin, bin ich etwas wert.« Schluck. Das macht schon eher Sinn. Viel von meinem Selbstwert habe ich aus guten Leistungen bezogen: Examen, Promotion, diverse erfolgreiche Bücher … die Liste lässt sich noch gehörig verlängern. Umgekehrt gibt es kein zuverlässigeres Mittel, um mir energetisch vorübergehend den Stecker zu ziehen, als ein Misserfolg. Wenn ich Letzte werde, war ich nicht gut genug. Daher weht also der Wind! Wenn du bei dieser Arbeit auch einen neuen Glaubenssatz entdeckst (aus »Ich darf nicht mit Abstand Letzte werden« wird »Nur wenn ich in etwas gut bin, bin ich etwas wert«), schreibe ihn auf und knöpfe ihn dir später vor. Mache mit dem ursprünglichen Glaubenssatz weiter.

Wichtig bei der Beweisaufnahme: Mache diese Arbeit schriftlich! Zensiere dich nicht, erspare dir schriftliche Kommentare dazu (»Was für ein Quatsch!«), verharmlose, entkräfte und bezweifele die »Beweise« nicht. Lasse deinen Glaubenssatz mitsamt aller Beweise einfach so stehen.

Schritt 2: Nach dem Nutzen suchen

Nimm dir deinen Glaubenssatz vor und stelle dir die Frage: »Was habe ich davon, dass ich das denke?« Diese Frage wird dir auf den ersten Blick etwas schwachsinnig vorkommen. Was soll es wohl für einen Nutzen haben, wenn ich glaube, dass ich nicht Letzte werden darf? Oder dass ich keine Sportroutine durchhalten kann? Oder dass ich denke, dass ich sowieso nie wieder in den Heidi-Rock passen werde und ihn einfach nur behalte, weil er so schön anzusehen ist? Oder dass es normal ist, im Alter abzubauen?

Was habe ich davon, dass ich das denke?

Die Antwort wird dich überraschen: Solche negativen Glaubenssätze haben wir zu unserem Schutz aufgebaut. Sie schützen uns vor unangenehmen Erfahrungen, vor unnötiger Energieverschwendung, vor Stress, Zurückweisungen und Misserfolgen. Denn wenn ich glaube, dass es sowieso sinnlos ist, mich im Fitnessstudio anzumelden – muss ich es auch nicht machen! Wenn ich es für normal halte, im Alter abzubauen, kann ich einfach so weitermachen wie bisher.

Was habe ich davon, dass ich denke, Sport sei doof? Vor welchen unangenehmen Erfahrungen, Zurückweisungen und Misserfolgen beschützt mich dieser negative Glaubenssatz? Ganz einfach – davor, mein bequemes Leben auf dem Sofa aufzugeben. Und davor, mein Selbstbild zu beschädigen, wenn ich nach dem dritten Versuch meine Gewohnheiten zu ändern wieder auf eben diesem Sofa ende. Ich muss mein Verhalten nicht ändern und setze mich nicht meinen Selbstzweifeln aus, wenn ich es wieder nicht schaffe. Und ich kann weiter davon träumen, irgendwann doch noch am Ziel anzukommen (nur jetzt grad nicht!) und so weiter und so fort. Mich beschützt dieser Glaubenssatz vor dem Versagen, und letztlich davor, eine Versagerin zu sein. Spätestens jetzt muss ich lachen. Es ist eine gehörige Portion Trauer dabei. Was für ein Schwachsinn!

Schritt 3: Nach den Kosten suchen Stelle dir jetzt die Frage: Was kostet es mich, wenn ich an dieser Überzeugung festhalte? Überlege, was dir in der Vergangenheit schon entgangen ist durch diesen Glaubenssatz. Wie oft wolltest du schon mal etwas anfangen oder ausprobieren, und hast im letzten Moment davor zurückgeschreckt? Was hast du alles schon verpasst dadurch? Mache eine schonungslose, schriftliche Bestandsaufnahme. Bei mir kam einiges zusammen: Ich befand mich schon mitten drin in der Abwärtsspirale des Alterns. Es war absehbar, dass ich auf die typischen Zivilisationskrankheiten zusteuerte. Ich hatte noch nicht Kitesurfen gelernt. Ich hatte schon öfter mal in einer Gruppe »Nein« gesagt, wenn es darum ging, etwas Lustiges auszuprobieren, wobei man sich zum Horst machen konnte. Kurz: Ich war auf dem besten Weg, mich vom Leben abzuschneiden.

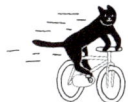

Was kostet es mich, das ich das denke?

Im zweiten Teil dieser Übung malst du dir in blühenden Farben aus, wie schrecklich das Leben in 5, 10 oder 20 Jahren sein wird, wenn sich der Zustand, den du ändern willst, aufgrund dieses Glaubenssatzes nicht verändert. Die in dieser negativen Vision steckende Spannung gibt dir noch ein bisschen Schub für die Veränderung. Dieses Verfahren wird auch das *Dickens-Pattern* genannt nach den Geistern, die dem geizigen Misanthropen Ebeneezer Scrooge in Charles Dickens´ Roman *Eine Weihnachtsgeschichte* (A Christmas Carol) drei Versionen seiner schrecklichen Zukunft zeigen, falls er sein Verhalten nicht ändert: Er wird als alter, verbitterter und einsamer Mann enden. Und mit jeder weiteren Vision wird sein Leben noch einsamer und freudloser. Nun war die Zukunft auch ohne sportliche Aktivitäten (die zwangsläufige Folge meines Glaubenssatzes »Sport ist doof«) nicht wirklich beängstigend. Aber doch besorgniserregend: Ich würde noch mehr Fett zulegen. Meine Abwehrkräfte würden leiden. Nach und nach würden sich die typischen Zivilisationskrankheiten wie Bluthochdruck oder Diabetes einstellen. Ich würde weniger mit anderen Leuten unternehmen. Schnell wird dir bei solchen Überlegungen klar, dass dich dieses Denkmuster in Zukunft von vielen schönen Dingen im Leben und möglicherweise von so manchen Abenteuern abhält.

Andere Glaubenssätze können dagegen ganz schön dramatische Folgen haben, wenn man sich nicht von ihnen trennt. Zum Beispiel dieser Klassiker, der mir schon bei dem einen oder anderen Klienten begegnet ist: »Ich muss immer alles perfekt machen.« Auf der einen Seite ein irrer Antreiber für Spitzenleistungen. Auf der anderen Seite kann man nur sagen: Willkommen in der Hölle! Denn ohne Fehler gibt es keine wirkliche Entwicklung.

Ein lustigeres Beispiel für die schützende Hand, die unsere Glaubenssätze über uns halten: Ich sitze mit einer Freundin (wir waren da beide gerade Single) in einer Bar. Sie knufft mich mit dem Ellbogen und blickt vielsagend in Richtung Theke: Dort sitzt ein Mann, den sie offensichtlich interessant findet. »Geh hin und sprich ihn an«, sage ich sofort. Bei anderen habe ich immer sehr schnell eine gute

Lösung im Ärmel. »Der ist bestimmt verheiratet!«, gibt sie sofort zurück. Super Antwort – die hätte auch von mir stammen können. Wovor schützt sie dieser Glaubenssatz beziehungsweise diese Theorie? Natürlich vor einer Abfuhr! Sie braucht nicht aufzustehen und hinzugehen. Und was kostet es, wenn sie jetzt – und in vielen anderen, ähnlichen Situationen – an dieser Theorie festhält? Vielleicht ihr Lebensglück und jahrelange Einsamkeit.

Wenn du diesen Schritt abgeschlossen hast, geht es sehr einfach weiter.

Schritt 4: Den Glaubenssatz umdrehen und ins Gegenteil verkehren

Das ist die leichteste Übung: Du verkehrst deinen Glaubenssatz ins Gegenteil und spielst ein wenig mit ihm herum. Statt »Sport ist doof« lautet er nun: »Sport ist schön« oder »Sport ist gesund« oder was auch immer Sport im positiven Sinne sein kann. Statt: »Mit 70 bin ich zu alt, um ins Fitnessstudio zu gehen«, heißt es jetzt: »Mit 70 bin ich genau im richtigen Alter, um ins Fitnessstudio zu gehen.«

Schritt 5: Nach Beweisen suchen

Du machst es jetzt wie in Schritt 2: Du suchst nach Beweisen für die Richtigkeit dieses Satzes. Sport ist schön – ist das wahr? Natürlich! Es ist eine Tatsache, dass sich Bewegung und Sport positiv auf unsere Psyche auswirken. Der Körper schüttet dann alle möglichen Botenstoffe aus, die uns Glücksgefühle verschaffen, zum Beispiel Endorphine, Opioide und Endocannabinoide. Schon eine Stunde Sport in der Woche senkt signifikant das Risiko, depressiv zu werden. Wer auch nur moderat Ausdauersport betreibt, schläft leichter ein, hat weniger Stressempfinden und ist häufiger guter Stimmung. Nicht jede Sportart ist für jede/n schön – darum musst du ausprobieren, was zu dir passt. Wie ich hier schon mehrmals erwähnt habe, gehört Laufen nicht zu meinen liebsten Beschäftigungen. Ich mache es aber nicht nur, weil es eben zum Triathlon gehört, sondern weil ich auch mittlerweile gelernt habe, dass ich mich niemals wohler auf meinem Sofa fühle als nach einer Laufrunde.

Zu dem hier geschilderten Verfahren hier noch ein – wie ich damals fand – schockierendes Beispiel. Vor vielen Jahren war ich in Hamburg bei einer Veranstaltung der bereits oben erwähnten Autorin Byron Katie, die eine wunderbare Selbst-

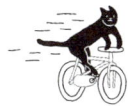

coaching-Methode namens *The Work* gefunden hat. Dieser Prozess bezieht sich bei ihrer Methode in aller Regel auf Konflikte mit anderen Menschen. In allen Fällen stellt sich heraus, dass wir nur unsere eigenen Konflikte mit uns selbst auf andere projizieren, und dass sich diese Konflikte umgehend auflösen, wenn wir lernen, mit uns selbst anders umzugehen.

> *Die meisten Konflikte mit anderen lösen sich auf, wenn wir unsere eigenen inneren Konflikte lösen.*

Man verdichtet diesen Konflikt auf einige wenige prägnante Sätze und untersucht diese dann nach einem ähnlichen Verfahren wie dem hier geschilderten – unter anderem formuliert man diese Sätze auf alle möglichen Arten um und untersucht, ob auch diese eine Gültigkeit haben. Wenn man zum Beispiel den Satz »Ich will von meiner Chefin nicht mehr wie ein Idiot behandelt werden« gefunden hat, formuliert man ihn mehrmals um und sucht nach Beweisen, ob diese Sätze nicht auch einen gewissen Wahrheitsgehalt haben. Die Umkehrung könnte lauten: »Ich soll meine Chefin nicht wie eine Idiotin behandeln« – »Ich soll mich selbst nicht wie eine Idiotin behandeln« und so fort. Bei diesem Verfahren kommen wir aus unseren Schwarz-Weiß-Mustern heraus und in der Folge auch aus unserer Opferrolle. Am Ende hat man einen Weg gefunden, den eigenen Anteil an diesem Konflikt zu erkennen, neue Verhaltensweisen zu erlernen oder den Konflikt komplett loszulassen. Auf besagter Veranstaltung mit Katie sollten wir selbst auf Papier bringen, was andere Menschen unter keinen Umständen mehr sagen und tun sollen. Katie führte dann auf der Bühne vor, wie man über die Exploration solcher Sätze zu Konfliktlösungen kommt. Es meldet sich eine Frau und liest ihren Satz vor: »Ich möchte nicht, dass mein Sohn sich umbringt.« Alle sind geschockt. Was soll man gegen einen solchen Satz einwenden? Katie bittet die Mutter des suizidalen Sohnes auf die Bühne und lässt sie erst einmal erzählen. Schließlich bittet sie die Frau darum, den Satz umzudrehen. Der ganze Saal hält in Schockstarre den Atem an, denn wir alle wissen, was jetzt kommt: »Mein Sohn soll sich umbringen.« Wie kann man nur, denke ich im Stillen (und wahrscheinlich alle anderen auch). Der ultimative Tabubruch. Die Frau auf der Bühne flippt verständlicherweise fast aus und beschimpft Katie aufs Übelste. Die bleibt völlig in ihrer liebevollen, entspannten mütterlichen Haltung und sagt seelenruhig und gebetsmühlenhaft immer wieder das Gleiche: »Sag mir wenigstens eine Sache, die sich in deinem Leben verbessert, wenn dein Sohn tot ist, *honey*. Ich bin mir absolut sicher, dass du etwas findest.« Schließlich sagt die Frau sehr zögerlich: »Ich muss mir keine Sorgen mehr machen, dass er sich umbringen könnte.« Allgemeines Aufatmen im Saal. Ja, das stimmt – ist das Schlimmste im Leben eingetroffen, braucht man keine Angst mehr davor zu haben. Nachdem der Damm gebrochen ist, fallen ihr noch mehr Dinge ein, die sich verbessern: Ihre Tochter bekommt endlich wieder ihre Aufmerksamkeit (die sich natürlich komplett auf den depressiven Sohn konzentrierte). Die Anspannung im Saal lässt weiter nach. Es folgen noch weitere positive Veränderungen. Am Ende ringt sie sich noch den Satz »In meiner Wohnung wird ein Zimmer frei« ab, der jetzt gar nichts mehr von absoluter Herzlosigkeit hat, sondern der einfach als Tatsache im Raum steht. Was war hier passiert? In dem Moment, in dem unser Bewusstsein anfängt, etwas Schreckliches differenzierter wahrzunehmen, verliert es viel von seinem Schrecken.

Zurück zu besagter Szene: Katie verlangt noch mehr Umkehrungen und Variationen des Satzes »Mein Sohn soll sich nicht umbringen«. Sie landet dann bei »Mein Sohn soll leben« und schließlich bei »Ich soll leben«. Das scheint der Satz zu sein, auf den Katie die ganze Zeit hingearbeitet hatte: »Was für eine Mutter braucht dein Sohn jetzt – eine, die er mit in seine Depression hineinzieht? Oder eine Mutter, die Ja zum Leben sagt, die ihn jetzt mit Stärke auf seinem Weg begleitet und ihm vorlebt, wie es anders geht?« Erneutes Aufatmen im Saal. Wir hatten eines begriffen: Es ging nicht darum, einen nachvollziehbar schrecklichen Gedanken auszumerzen, sondern darum, die Realität differenzierter wahrzunehmen. In dem Moment, in dem wir das tun, macht sich sofort ein Gefühl der Erlösung breit. Und wir erweitern unsere Optionen.

Du darfst alle deine Glaubenssätze behalten, und sind sie noch so ungesund. Du sollst ihnen nur eine Alternative gegenüberstellen.

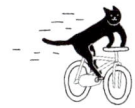

Wenn du wie ich einen Glaubenssatz pflegst, der »Sport ist doof« lautet, dann sollst du ihn durch eine Umkehrung wie »Sport ist schön« nicht einfach ersetzen – das ist nämlich nicht von heute auf morgen machbar und ist auch ganz schön kräftezehrend. Du darfst alle deine Glaubenssätze behalten, und sind sie auch noch so ungesund. Du sollst ihnen nur die Kraft nehmen, indem du sie relativierst und indem du dein mentales Modell um förderliche Glaubenssätze erweiterst. Denkverbote sind kein geeignetes Mittel für Veränderungen. Die produktive Auseinandersetzung mit dem, was dich behindert, ist ein sehr viel erfolgreicherer Weg. Das gilt nicht nur für unsere Konflikte im Inneren, sondern auch für die Konflikte, die wir mit anderen haben.

Bei mir ist es so: Ich halte nun schon seit einigen Jahren meine Sportroutinen ein – obwohl es in der langen Corona-Zeit nicht einen einzigen Wettkampf oder Volkslauf gab, durch den ich mich hätte motivieren können. Dennoch habe ich es irgendwie geschafft, dranzubleiben, obwohl mich die Schließungen meines Fitnessclubs sehr geschmerzt haben: mit Laufrunden, Biketouren, abendlichen Fitnesskursen der *Auszeit* über Zoom und diversen YouTube-Videos. Finde ich Ausdauersport nach wie vor doof? Ja – abgesehen vom Radfahren immer noch. Insbesondere mit dem Laufen werde ich mich wahrscheinlich nie anfreunden. Ich mache es aber trotzdem, weil ich mittlerweile weiß, dass ich mich DANACH immer absolut großartig fühle, und weil ich mir ein Mindestmaß an Kondition für schöne, aber mitunter anstrengende Freizeitaktivitäten erhalten will. Und es könnte ja tatsächlich sein, dass ich meine Triathlon-Karriere fortsetze. Finde ich jede Art von Sport, den ich selbst betreibe, doof? Natürlich nicht. Meine Liebe zum Biken hat über die Jahre noch mehr zugenommen. Und viele Fitnesskurse machen mir wirklich Freude – vor allem, weil ich die unglaublichen Fortschritte spüre, die ich in den letzten Jahren gemacht habe: Was früher nur anstrengend und mühselig war, ist heute fast ein Kinderspiel. Der Gedanke »Sport ist doof« hält mich auf der Couch fest. »Sport ist schön« gibt mir die Option, aufzustehen und mich zu bewegen.

Schritt 6: Was habe ich von dieser neuen Überzeugung?

Auch bei diesem Schritt hilft dir deine beim Schreiben des Erfolgsbildes und beim Anfertigen deines Vision Boards erworbene Fähigkeit, eine positive Zukunft zu visualisieren. Was habe ich von dem Satz »Sport ist schön«? Natürlich alle positiven Folgen einer klaren Sportroutine. Ich sehe mich leicht und locker durchs Leben laufen. Ich sehe mich abends ausgeglichen und erschöpft ohne Mühen ein- und durchschlafen. Ich sehe mich mit Freunden auf einer Alpenüberquerung – und so weiter und so fort.

Visualisiere deinen zukünftigen Erfolg!

Zu visualisieren, wie es sich anfühlt, ein Ziel zu erreichen, gehört zum Standardrepertoire eines jeden Mentaltrainings. Es lässt sich auf jedes beliebige Ziel anwenden. Du hast immer zu wenig Geld auf dem Konto und hast einen Glaubenssatz entdeckt, der so ähnlich lautet wie »Sparen ist nur was für Spießer«? Drehe ihn rum und stelle dir vor, wie das Leben mit einem gut gefüllten Sparkonto aussieht. Stell dir vor, dass dich niemals wieder eine unvorhergesehene Ausgabe ins Schwitzen bringt. Dass du dir einen Lebenstraum erfüllen kannst. Stell dir vor, wie Onkel Dagobert in einen Geldspeicher zu springen. Stell dir vor, deine chronischen Rückenschmerzen oder deinen Diabetes Typ2 los zu sein, wenn du deinen Lebensstil änderst. Egal, um was es geht: Visualisiere die positive Zukunft, die dir dieser neue Glaubenssatz bescheren kann, wenn du konsequent danach handelst.

Schritt 7: Die neue Überzeugung ins Unterbewusstsein programmieren

Wenn dir wirklich wichtig ist, deine negativen Überzeugungen möglichst schnell hinter dir zu lassen, dann nutze zusätzlich die Kraft deines Unterbewusstseins. Sehr vieles von dem, was wir tun, läuft mehr oder weniger automatisch ab, ohne dass wir eine bewusste Entscheidung treffen. Das funktioniert so ähnlich wie das Betriebssystem auf deinem Smartphone oder Computer: Es steuert im Hintergrund die Funktionen, die du bewusst ausführst. Unsere Überzeugungen sind Teil dieses »Betriebssystems« geworden: Ohne dass es uns bewusst ist, sind wir durch unser

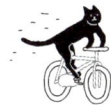

Mindset in ganz bestimmten Routinen und Verhaltensweisen gefangen. Wollen wir unsere Optionen erweitern und aus den eingefahrenen Mustern ausbrechen, so ist es günstig, die alten Programmierungen durch neue zu ersetzen.

Nutze dein Unterbewusstsein für deinen Erfolg.

Die wirkungsvollste Methode ist natürlich, neue Erfahrungen zu machen: Habe ich es erst geschafft, mich über ein halbes Jahr gut zu ernähren und meinen Körper zu stärken, bin ich wahrscheinlich recht zuversichtlich, das auch die nächsten sechs Monate zu schaffen und letztlich lebenslang ein besseres Leben zu führen. Bin ich das erste Mal 100 Kilometer am Tag geradelt, traue ich mir zu, das am nächsten Tag auch zu schaffen – oder sogar noch 10 Kilometer draufzulegen. Manchmal sind aber unsere inneren Saboteure so stark, dass wir diese neue Erfahrung gar nicht erst machen. Hier beißt sich dann die berühmte Katze in den Schwanz: Wir glauben nicht daran, 100 Kilometer fahren zu können – also tun wir es auch nicht. Wenn du in so einer ähnlichen Situation steckst und deine negativen Überzeugungen dich davon abhalten, überhaupt ins Handeln zu kommen, dann ist es sinnvoll, dich erst einmal »umzuprogrammieren«. Das dazu geeignete Instrument nennt man Autosuggestion, oder weniger hochtrabend: »Selbstbeeinflussung«.

Und so gehst du konkret vor: Du nimmst eine neue, positive Überzeugung, der du besonders viel Wirksamkeit verleihen willst. Nehmen wir mal an, du hast eine negative Überzeugung wie »Das schaffe ich sowieso nicht« entdeckt. Im einfachsten Fall ersetzt du sie durch die Umkehrung, die lautet »Ich schaffe das« – was immer dieses »das« sein mag. Und diese programmierst du dann in dein Unterbewusstsein. Wichtig ist, dass du an diese neue Überzeugung glauben kannst. Wenn du schon irgendwie spürst, dass dich das »Ich schaffe das« komplett überfordert, dann finde eine Version, die heißen könnte »Von Tag zu Tag schaffe ich es immer besser« oder »Ich lerne immer besser, meine Ziele zu erreichen«. Denn betuppen lässt sich unser Unterbewusstsein nicht. Wir können uns noch so sehr einreden, fliegen zu können – es werden uns davon keine Flügel wachsen. Auch mit den Worten »Ich bin ...« sollte man vorsichtig sein. Wenn du komplett undiszipliniert bist, macht es wenig Sinn, dir den Satz »Ich bin in jeder Hinsicht diszipliniert genug, meine Ziele zu erreichen« zu suggerieren. Stattdessen kann es in diese Richtung gehen: »Mit jedem Atemzug werde ich immer disziplinierter und gewissenhafter.« Ansonsten strengt sich unser Unterbewusstsein nicht mehr an, wenn es erfährt, dass ja alles schon bestens ist (»Ich bin«). Suggestionen, die mit »Ich bin« anfangen, kannst du benutzen, wenn du schon ansatzweise fest verankerte Charakterzüge noch mehr stärken und ausbauen willst.

Suggeriere dir positive, bildhafte Vorstellungen.

Das Setzen von guten Programmierungen ist eine Kunst für sich. Neben verlockenden Erfolgsbildern sind positive Affirmationen wichtig. Bei dem Satz »Ich liege nicht mehr faul auf dem Sofa herum« bleiben letztlich die bildhaften Begriffe »Sofa« und »faul herumliegen« im Unterbewusstsein hängen, was dann dazu führt, dass du dich noch schlechter motivieren kannst. Ebenso ungeeignet sind Sätze der Kategorie »Ich rauche nicht mehr« – hier bleibt nur das Wort »Rauchen« hängen. Suggeriere dir stattdessen einen positiven Zielzustand: »Ich werde aus mir selbst heraus immer ruhiger und entspannter und freue mich, wie stets frische Luft durch meine Lungen strömt.«

Man kann Autosuggestionen übrigens auch für andere Zwecke einsetzen. Sportler zum Beispiel programmieren sich auf bestimmte Routinen, indem sie diese Abläufe wiederholt mental simulieren. Wenn wir etwas immer und immer wieder wiederholen, erschaffen wir damit in unserem Gehirn neuronale Verknüpfungen, die uns erlauben, etwas völlig automatisch und spielend leicht (»unterbewusst«) zu erledigen. Jede von uns erinnert sich bestimmt noch an die erste Fahrstunde: Da war es ganz schön anstrengend, so viele neue Abläufe und Informationen auf die Reihe zu bekommen. Hochkonzentriert saßen wir am Steuer und versuchten, das Verhalten von anderen Autofahrern, Radfahrern und Fußgängern einzuschätzen und gleichzeitig Vorgänge wie Schalten, in diverse Spiegel schauen, Verkehrsschilder und Ampeln wahrnehmen, Blinken und Gas geben auf die Reihe zu bekommen.

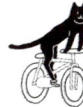

Nach einigen Monaten Fahrpraxis laufen diese Prozesse so automatisiert und mühelos ab, dass wir glauben, nebenher noch quatschen, das Navi programmieren oder – Gott bewahre – Textnachrichten auf dem Smartphone beantworten zu können.

Ohne die entsprechenden neuronalen Verknüpfungen sind solche Automatisierungen nicht möglich. Es ist mittlerweile nachgewiesen, dass wir diese Verknüpfungen allein durch unsere Gedanken, also ohne konkrete Handlungen, erschaffen können.

> **Faktencheck**
>
> Der spanische Neurophysiologie Alvaro Pascual-Leone führte in den 90er-Jahren ein interessantes Experiment durch[27]: Im ersten Schritt wurde drei Gruppen von Probanden eine einfache Tonfolge auf dem Klavier beigebracht.
> Gruppe 1 übte dieses »Musikstück« über fünf Tage zwei Stunden täglich.
> Gruppe 2 übte genauso lange, vollzog die Fingerbewegungen aber nur in Gedanken und summte die Melodie mit.
> Gruppe 3 machte überhaupt nichts.
> Anschließend wurden die Probanden gebeten, die Tonfolge ohne Klavier mit den Fingern zu »spielen«, und dabei wurde die Hirnaktivität gemessen. Bei Gruppe 3, die eine Woche nichts gemacht hatte, war das Gehirn so gut wie untätig. Interessanterweise unterschieden sich die (höheren) Hirnaktivitäten von Gruppe 1 und 2 überhaupt nicht voneinander. Ließ man dann Gruppe 1 und 2 Klavier spielen, schnitt Gruppe 1 etwas besser ab. Gruppe 2 konnte diesen Vorsprung jedoch nach kurzem Training leicht aufholen.
> Mentales Training schafft also neuronale Verbindungen und hilft uns, allein durch unsere Vorstellungskraft Neues zu erlernen sowie eingefahrene Verhaltensweisen zu ändern.

Mentale Umprogrammierung braucht viele Wiederholungen.

Wie programmierst du nun deine neuen, unterstützenden Überzeugungen in dein Unterbewusstsein? Ganz einfach: indem du sie regelmäßig in Gedanken wiederholst. Das machst du in Momenten, in denen du Zeit hast, dich vollkommen darauf zu konzentrieren. Du kannst die Suggestionen zum Beispiel morgens und abends zu deinem Einschlaf- oder Aufwachritual machen – oder auch tagsüber, wenn du dir den Luxus eines Mittagsschläfchens leisten kannst. Suggestionen wirken am besten im Entspannungszustand. Dazu legst du dich flach hin und entspannst bewusst deine gesamte Muskulatur – fange mit dem Gesicht an und gehe den gesamten Körper durch. Dann konzentrierst du dich nur auf das bewusste Ein- und Ausatmen. Wenn du das ein paarmal gemacht hast, wiederholst du deine Suggestion mehrmals nacheinander in Gedanken. Zwischen jeder Wiederholung atmest du wieder ruhig ein und aus. Häufig kommt es vor, dass zwischendrin wieder die Gedanken abschweifen. Lass sie einfach kommen und gehen, und konzentriere dich wieder auf deinen Atem und deine Suggestion. Wichtig ist, dir über einen Zeitraum von mindestens drei Wochen jeden Tag Zeit dafür zu nehmen. Ganz ideal ist es, wenn du eine Entspannungsmethode wie das Autogene Training beherrschst. Das hilft dir nicht nur bei der Umprogrammierung deines Unterbewusstseins, sondern ist auch bei vielen anderen Aufgaben der Selbstentwicklung hilfreich.

Das Wünschen allein führt nicht zum Erfolg.

Die eine oder andere Erfolgslehre erzählt uns, man müsse sich nur ausreichend häufig etwas suggerieren, und dann geschehe alles Weitere praktisch von allein – so als würde eine geheime Kraft im Universum nur darauf warten, uns endlich das zu geben, was wir uns wünschen. Das ist – mit Verlaub – Bullshit. Tatsächlich kann es sein, dass wir immer mal wieder »Beweise« dafür finden, dass sich unsere Wünsche erfüllt haben, ohne dass wir bewusst etwas dafür getan haben. Damit verhält es sich ungefähr so wie mit der Heilkraft homöopathischer Heilmittel, de-

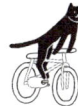

ren Wirksamkeit nicht über die gewöhnlicher Placebos hinausgeht. Zu glauben, du müsstest dir nur bestimmte Glaubenssätze suggerieren, und schon ändere sich dein Leben wie von Zauberhand, ist sogar ein wenig gefährlich: Es verführt zur Passivität. Ich muss mir nur lange genug auf dem Sofa einreden, dass Joggen eine fantastische Sache ist, und dann stehe ich wie von Zauberhand geführt auf und lege los. Ja, das kann tatsächlich passieren. Aber verlasse dich nicht darauf. Die zweite Gefahr beim blinden Vertrauen auf das positive Denken ist die Beschädigung unseres Selbstwertes: In dem durchaus wahrscheinlichen Fall, dass sich an unserem Leben überhaupt nichts ändert, kann es ja nur daran gelegen haben, dass wir (mal wieder) etwas falsch gemacht haben. Also: Autosuggestionen sind kein Allheilmittel. Aber sie sind eine prima Unterstützung, wenn wir ins Handeln kommen wollen und die Flüsterstimme der Selbstsabotage Schritt für Schritt entmachten wollen. Sie sind auch keineswegs esoterischer Quatsch: Es existieren genügend wissenschaftliche Studien zur Wirksamkeit von Autosuggestionen.[28] Also leg los und füttere dein Unterbewusstsein mit förderlichen Überzeugungen.

Schritt 8: Handle nach deiner neuen Überzeugung

Vom Denken allein wird natürlich niemand wirklich erfolgreich – allein ausschlaggebend ist unser Handeln. Und bei Ernährung und Sport ist es selbstredend auch so: Du kannst noch so schön gedanklich simulieren, wie du locker durch den Wald trabst oder fröhlich lächelnd am Schokoladen- oder Bierregal im Supermarkt vorbeigehst – wenn du dann doch auf dem Sofa liegen bleibst oder wieder drei Tafeln Schokolade im Einkaufskorb (und später in deinem Magen) landen, hilft auch das beste Mentaltraining nichts.

Viele kleine Schritte und viel Anerkennung führen zum Ziel.

Die größten Fehler bei Veränderungen unserer Lebensgewohnheiten sind zu große Ziele und zu radikale Schritte einerseits und zu wenig Anerkennung selbst für mini-kleine Verbesserungen auf der anderen Seite (zu Letzterem mehr im nächsten Abschnitt). Wenn du ins Handeln kommen willst, nimm dir für die täglichen oder wöchentlichen Routinen erst einmal kleine Schritte vor. Viele kleine Schritte führen übers Jahr gesehen zu großen Ergebnissen! Viele kennen das wahrscheinlich von den berühmt-berüchtigten Neujahrsvorsätzen. Dass das in den meisten Fällen nichts wird, sieht man schon am Wort »Vorsätze«: Wir setzen uns etwas – im Zweifelsfall Unattraktives – vor, von dem wir insgeheim schon wissen, dass es nichts wird (Stichwort Selbstwirksamkeitserwartungen). Diese Vorsätze leiden schon allein darunter, dass es allgemeine Vermeidungswünsche sind, die uns ein schlechtes Gewissen machen (»nicht mehr rauchen/trinken/essen/bingen«), und keine konkreten Ziele.

Wenn du bisher alle Schritte einigermaßen gewissenhaft erledigt hast, hast du natürlich keine Vorsätze mehr, sondern konkrete Ziele. Du hast außerdem deine größten inneren Saboteure identifiziert und ihnen einen machtvollen Gegenspieler vor die Nase gesetzt. Du kannst jetzt also ins Handeln kommen. Ganz wichtig: Nimm dir für deine täglichen Routinen am Anfang nur wirklich kleine Schritte vor, auch wenn du top-motiviert sein solltest. Nehmen wir an, du hast seit ewigen Zeiten keinen Sport mehr betrieben und schleppst diverse Kilos an erotischer Schwungmasse mit dir herum. Jetzt aus dem Stand heraus loszulaufen und am Ende mit schmerzenden Gelenken und völlig fertig wieder zu Hause anzukommen, ist wenig zielführend, wenn du eine Gewohnheit daraus machen willst. Und je nachdem von wo du startest, kann es sogar höchst ungesund sein. Gehe stattdessen in Babyschritten vor: Setze dir etwa zum Ziel, an vier bis fünf Tagen in der Woche einfach nur rauszugehen und nach Lust und Laune zwischendrin ein paar hundert Meter zu traben. Wenn dir schon das zu viel erscheint, gehe in mehr oder weniger flottem Tempo durch den Park oder den Wald (wenn du zu den Glücklichen zählst, die einen in der Nähe haben). Konzentriere deine Sinne auf die Schönheit der Natur. Sauge dich voll mit positiven Eindrücken. Berichte deinem Coach davon. Und lege in kleinen Schritten immer wieder eine Schippe drauf.

Schritt 9: Führe ein Erfolgstagebuch

Ins Handeln zu kommen, ist ja bekanntlich das eine, dranbleiben das andere. Wir erinnern uns: Unser »Betriebssystem« ist relativ einfach gestrickt. Was uns gute Gefühle bereitet, wiederholen wir gern,

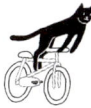

was uns schlechte Gefühle bereitet, wiederholen wir nur, wenn am Ende eine schöne Belohnung winkt oder wenn noch größeres Elend vermieden wird. Bei Sport und Ernährungsumstellung ist es leider fast immer so, dass die Belohnung ziemlich lange auf sich warten lässt. Bis der Hosenbund tatsächlich weiter und das Körpergefühl deutlich besser werden, vergehen Wochen und Monate. Natürlich gibt es auch zwischendrin kleine Belohnungen, zum Beispiel das gute Heldengefühl, nach einem Workout ermattet auf dem Sofa zu liegen. Das heißt jetzt auch nicht mehr »Sofaliegen«, sondern nennt sich ab sofort »Regenerationsphase«. Dieses gute Gefühl nach dem Workout reicht jedoch meist nicht, um dranzubleiben. Darum ist es wichtig, dir zusätzliche kleine Erfolgserlebnisse zu holen. Die beste Methode ist Zuspruch und Anerkennung von anderen Menschen. Wenn du dir einen Coach gesucht hast, der dich auf deinem Weg begleitet, so gib ihm den Auftrag, dich zu loben und zu bestärken. Ja, du hast richtig gehört: Er oder sie braucht dazu einen Auftrag. Der Coach ist nicht nur dazu da, dich bei Rückschlägen zu motivieren, sondern auch um kleine und kleinste Erfolge wahrzunehmen.

Aus »Sofaliegen« wird »Regenerationsphase«.

Wir leben aber leider in einer Kultur von Kritik und Besserwisserei, in der gute Leistungen als selbstverständlich vorausgesetzt werden. »Ned gschompfa isch globt gnuag – nicht geschimpft ist gelobt genug«, sagt ein schwäbisches Sprichwort, das wohl offensichtlich irgendjemand vor grauer Vorzeit der Bastelanleitung für eine persönliche Hölle entnommen hat. Lob und Wertschätzung gelten bei uns gern als Schleimscheißerei und Anbiederung. Darum gib deinem Coach (und/oder deinem Umfeld, also Familie und Freunden) den Auftrag, deine kleinen Fortschritte anzuerkennen. Es muss nicht gleich eine große Lobhudelei sein – es reicht, wenn unsere Anstrengungen einfach gesehen werden: »Schatzi, mir ist aufgefallen, dass du heute nur eine halbe Tafel Schokolade gegessen hast«, kann uns mehr motivieren als ein hämisches: »Ich dachte, du wolltest keine Schokolade mehr essen?« Eine weitere Quelle von Anerkennung ist ein Erfolgstagebuch, in dem du deine Fortschritte (seien sie positiv oder negativ) festhältst. Das dahintersteckende

Prinzip ist das der Selbstwahrnehmung oder Introspektion: Wenn wir unsere Gedanken, Gefühle und Aktionen reflektieren, erkennen wir Muster, können neue Denk- und Verhaltensstrategien entwerfen und nachschauen, ob diese Strategien erfolgreich waren. Und da wir (siehe oben) dringend Erfolgserlebnisse brauchen, um Verhalten zu ändern, ist ein schwarz auf weiß niedergelegter Fortschritt eine prima Motivation. Nehmen wir an, du legst deinen ersten Kilometer (so wie ich) in 10 Minuten zurück (von »Laufen« war da noch nicht wirklich die Rede). Dann ist es schon ein Fortschritt (und Erfolgserlebnis), wenn du es beim nächsten Mal in 9 Minuten und 58 Sekunden schaffst. Es fühlt sich gleich an, ist aber schneller. Wenn du also auf der Suche nach Erfolgserlebnissen bist, dann messe deine Fortschritte und schreibe sie auf! Für jedes Ziel, das wir uns vorgenommen haben, gibt es eine Kennzahl, die uns erzählt, wie gut wir sind. Wenn eines deiner Ziele ist, etwas Fett zu verlieren, dann messe bitte nicht dein Gewicht, sondern deinen Körperfettanteil. Über den Unsinn einer klassischen Diät zur Gewichtsreduktion habe ich ja bereits berichtet.

Routinen einhalten:
- Mache eine vollständige Liste förderlicher Routinen.
- Hake jeden Tag ab, welche Routinen du eingehalten hast.
- Setze dir klar messbare Ziele.
- Belohne dich.
- Arbeite an den Engpässen.

Das tägliche Aufschreiben ist ebenfalls ein Kernelement der von mir hochgeschätzten Harada-Methode: Bekanntlich unterscheidet man dort im Umsetzungsplan zwischen Einmalaktionen (ein Fahrrad kaufen) und täglichen Routinen (mit dem Fahrrad zur Arbeit fahren). Natürlich ist das Schwierigste bei den Routinen, sie einzuhalten beziehungsweise sie überhaupt entstehen zu lassen. Leute wie ich, die sehr schnell Schwierigkeiten bekommen, wenn es schwierig wird, müssen jede

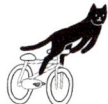

Art von Anreiz nutzen, um dranzubleiben. Bei Harada funktioniert das so: Nachdem man sich seine Ziele gesetzt hat, macht man eine Liste täglicher Routinen, die für das Ziel förderlich sind.

Bei der beliebten Kombi aus »mehr Sport, weniger Fett« könnte eine solche Liste so aussehen:
- Jeden Morgen Körperfett-Anteil messen auf der Waage
- 30 (oder 15, 60, 120 …) Minuten Sport pro Tag
- Bewusst langsam essen und gut kauen
- Keinen Alkohol (oder Schokolade, Kuchen oder wo immer auch deine Schwachstelle sein mag)
- Tägliche Nachricht für den Coach

Alles Weitere ist denkbar einfach: Täglich hakt man ab, welche der Punkte man erledigt hat. Im Beispiel oben kannst du jeden Tag fünf Punkte »verdienen«, macht rund 150 Punkte in einem Monat. Jetzt kannst du dir bei diesen Routinen wieder ein Monatsziel setzen – sagen wir 100 Punkte. Das lässt dir auf der einen Seite genügend Raum, um mal Fünfe gerade sein zu lassen, andererseits genug Belohnungspotenzial.

Nach dem gleichen Prinzip arbeiten alle möglichen Fitness-Apps. Träger einer Apple Watch beispielsweise kennen die mentale Folter der drei Trainingsringe: einen für sportliche Betätigungen (werksseitig sind 30 Minuten pro Tag vorgesehen), einen für Kalorienverbrauch über den Grundumsatz hinaus (400 pro Tag) sowie einen für regelmäßige Aktivitätsphasen über den Tag verteilt (12-mal mindestens 1 bis 2 Minuten). Hat man alle drei Zielvorgaben erreicht, wird man am Abend mit drei geschlossenen Kreisen belohnt. Es gibt tatsächlich Menschen, die sich als Versager fühlen, wenn sie den Tag ohne geschlossene Ringe abschließen, und die kurz vor dem Schlafengehen noch ein paar Kniebeugen machen, um das Tagesziel zu erreichen. Da sich solche Belohnungssysteme über die Zeit abnutzen, haben die Psychologen im Apple-Hauptquartier noch das System der Monats-Challenge erfunden: Jeden Monat gibt es eine neue Aufgabe, beispielsweise 15 Trainings, 10.000 verbrannte Kalorien und so weiter und so fort. Diese Aufgaben richten sich nach deinem Fitnessgrad und werden individuell ganz langsam gesteigert. Das Prinzip dahinter ist das gleiche wie das hinter dem Standard-Instrument aus der Mottenkiste der Pädagogik: dem Fleißbildchen. Die gab es in grauer Vorzeit in der ersten Klasse für Wohlverhalten jeder Art zu verdienen. Im Prinzip geht es bei diesen Belohnungssystemen immer um Anerkennung und Wertschätzung. Darauf sind wir genauso angewiesen wie auf die Luft zum Atmen. Dabei ist es fast egal, ob uns ein Algorithmus, eine andere Person oder eine Fleißbildchen-Liste diese Anerkennung gibt. Wir freuen uns. Und alles Freudvolle wollen wir ja bekanntlich wiederholen.

Große Ziele brauchen zwischendurch viele kleine Belohnungen.

Diese häufigen Motivationsschübe brauchen wir gerade bei großen Zielen, bei denen nicht ganz sicher ist, ob wir sie auch wirklich erreichen können. Diese Ziele haben die Eigenschaft, dass die Belohnung irgendwo in weiter Ferne liegt, und dass sie uns auf dem Weg zum Ziel einiges abverlangen. Sie verlieren dann sehr schnell ihre Attraktivität, wenn wir nicht schnell genug Erfolge und positive Erlebnisse haben. Darum: Messe kleine und kleinste Erfolge und schreibe sie auf. Neben nackten Zahlen, Daten und Fakten kannst du natürlich auch alles andere beobachten und aufschreiben: Wenn du erfolgreich gegen alte Glaubenssätze gehandelt hast. Oder was los war, als du mal wieder der guten alten Flüsterstimme erlegen bist – oder sie besiegt hast. Beobachte, welche Gefühle und Gedanken dich dazu gebracht haben, ein Ziel zu erreichen oder zu verfehlen. Und dann untersuche diese Gedanken wieder nach dem oben beschriebenen Kochrezept.

Schritt 10: Sei Dankbar Das hat eigentlich gar nichts mit der Veränderung von Glaubenssätzen und Verhaltensmustern zu tun. Dankbarkeit ist allerdings ein universeller Stimmungsaufheller ohne irgendwelche Risiken und Nebenwirkungen.

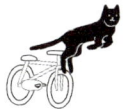

Hast du mal wieder ein Tief, zähle spontan 10 Dinge auf, für die du dankbar sein kannst.

Hier eine kleine Auswahl:
- Aus meinem Wasserkran kommt Trinkwasser.
- Ich habe ein Dach über dem Kopf.
- Ich habe genügend zu essen.
- Ich kann alle meine Gliedmaßen schmerzfrei bewegen.
- Meinen Kindern und Geschwistern geht es gut.
- Die Wahrscheinlichkeit, dass meine WLAN-Verbindung funktioniert, liegt bei 99 Prozent.
- Ich kann hören und sehen.
- Ich lebe in einem Land, in dem kostenlose Bildung, Pressefreiheit und ein funktionierendes Gesundheitssystem selbstverständlich sind.

Alles eine Selbstverständlichkeit? Keineswegs. Man kann sich auch darüber freuen, einen Daumen zu haben. Dass du dafür dankbar sein kannst, wird dir erst auffallen, wenn er mal außer Gefecht ist. Dazu passt ein schönes Sprichwort: Wer gesund ist, hat tausend Sorgen, wer krank ist nur eine. Also: Sei dankbar, das hebt die Stimmung. Und gute Stimmung brauchst du für schwierige Veränderungen. Viel Spaß beim Üben!

Umgang mit Versuchungen und Rückschlägen

Wenn du deine Fortschritte regelmäßig misst, wirst du natürlich auch den einen oder anderen Rückschlag sofort bemerken. Damit steigt dann automatisch die Gefahr, dass du das ganze Vorhaben »fit in den Sarg« vorzeitig aufgibst. Ich glaube jede/r von uns kennt das: Bleiben Erfolge aus, haben wir keine Lust mehr, weiterzumachen. So war es zumindest immer bei meinen rund 50 allesamt gescheiterten Abnehmversuchen. Am Anfang stieg ich mit Wonne auf die Waage und erfreute mich an den

Fortschritten. Insbesondere die Erfindung der Digitalwaagen, die auf 100 Gramm genau anzeigen, wo man steht, fand ich zunächst großartig. Doch wehe, ich hatte mich strikt an meinen Ernährungsplan gehalten und wurde nicht entsprechend belohnt oder – schlimmer noch – hatte ohne ersichtlichen Grund wieder 500 Gramm mehr auf der Anzeige. Zwei oder drei solcher Frusterlebnisse in Folge, und schon flüsterte mir die sympathische Stimme der Selbstsabotage wieder Sätze wie »Der ganze Schlankheitswahn ist doch sowieso Quatsch« oder »ein Paar Kilos zu viel gehören zum Frausein dazu« ins Ohr, und bereitwillig verfiel ich wieder in die alten bequemen Muster. Der Schmerz der Niederlage wurde umgehend mit einer Literpackung Langnese Walnusseis betäubt – schließlich hatte ich ja schon fünf Tage zuvor geschmachtet und brauchte für das Leid des Verzichts eine Belohnung, wenn ich schon nicht abgenommen hatte. Diese Literpackung sorgte am nächsten Tag natürlich für noch größere Seelenschmerzen, die dann am Abend mit Gin Tonic vertrieben wurden. Der hatte wesentlich weniger Kalorien als das Walnusseis, war also in Verbindung mit zuckerfreiem Tonic im Grunde eine sehr vernünftige Wahl! Nach diesem Muster setzte sich die Reise fort bis zur nächsten Diät.

Umgang mit Rückschlägen und Misserfolgen
- **Akzeptiere Rückschläge als normale Zwischenergebnisse.**
- **Setze dir flexible Ziele in Stufen.**
- **Lies dein Erfolgsbild und schaue auf dein Vision Board.**
- **Forsche nach den Ursachen, wenn du ein längeres Tief hast.**
- **Bearbeite deine Überzeugungen.**
- **Sprich mit deinem Coach.**
- **Mach einfach weiter.**

Beim Sport ist das Aufbauen von Routinen im Vergleich zum Abnehmen relativ einfach: Kurze Hängerphasen führen in der Regel nicht dazu, dass man sich gleich als Versager fühlt und das ganze Vorhaben an den Nagel hängt. Wenn du merkst,

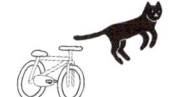

dass dich deine Ziele überfordern, dann passe sie in Abstimmung mit deinem Coach nach unten an. Mache noch kleinere Schritte und plane ausreichend Ruhetage ein. Wenn du gezielt Muskulatur aufbaust, brauchst du ohnehin Regenerationszeiten. Der eine oder andere zusätzliche Losertag fällt nicht ins Gewicht.

Wenn du jedoch mehrere Tage nacheinander keine Lust hast, dann greife zu diesen Strategien:

- Lies wieder deine Vision und betrachte dein Vision Board: Erinnere dich an deine Ziele und an das, was du mit deinen neu gefundenen Kräften erleben wirst. Und führ dir noch einmal vor Augen, was du unter allen Umständen im Alter vermeiden willst: Abhängigkeit, Machtlosigkeit, Schmerzen oder Langeweile beispielsweise.
- Gehe den Ursachen deines Motivationstiefs auf den Grund: Ist das Krafttraining zu langweilig? Sprich deinen Trainer im Fitnessstudio an und macht gemeinsam einen anderen Trainingsplan mit anderen Übungen. Ist das Wetter zu schlecht, um nach draußen zu gehen? Dann zieh dir was Passendes an. Oder suche auf YouTube nach Fitnessvideos und mache was zu Hause. Bist du gerade mit Arbeit überlastet und hast abends überhaupt keine Energie mehr für Sport? Dann leg die Ohren an und warte bis das Schlimmste vorbei ist. Sollte das zu einem Dauerzustand werden, dann lerne, Nein zu sagen und um Hilfe zu bitten. Solltest du dazu nicht in der Lage sein, dann untersuche bitte die dahinter liegenden Überzeugungen und ersetze sie. Typische Überzeugungen, die permanent überarbeitete Menschen haben, lauten zum Beispiel »Niemand ist gut genug für diese Arbeit«, oder »Nur ich kann das erledigen« – »Wenn ich es nicht mache, macht es keiner« – »Um Hilfe zu bitten ist ein Zeichen von Schwäche und ich darf nicht schwach sein« und so weiter und so fort.
- Wenn du einen Harada-Coach als Wegbegleiter hast, ist der erste Schritt natürlich ein Gespräch.

Wenn du mit dem Sport auch gleich noch deine Ernährungsgewohnheiten umstellen willst, stehst du vor einer ganz besonderen Herausforderung: Jeder Rückfall führt dazu, gleich das ganze Vorhaben infrage zu stellen (zumindest ist es bei mir so, wenn ich mal wieder eine Chipstüte leer gemacht habe). Wenn Fett abbauen zu deinen Zielen gehört und du wieder zu viel Schokolade gegessen hast: Lege eine oder mehrere zusätzliche Sporteinheiten ein, mach dir keinen Kopf über irgendwelche »Rückfälle« und mache am nächsten Tag weiter mit deinen neuen Ernährungsgewohnheiten. Wenn sich deine Lebensziele auch mit Übergewicht erreichen lassen, ist sowieso alles gut. Wie schon mehrmals erwähnt, ist die Fixierung auf das Gewicht ohnehin nicht besonders förderlich. Wichtig ist, dass du an Muskelmasse zulegst. Statt weniger zu essen, mache einfach mehr Kraft- und Ausdauertraining.

Wenn du ernsthafte gesundheitliche Probleme wegen eines zu hohen Körperfettanteils hast oder zu bekommen drohst und es wirklich, wirklich wichtig ist, dich vor ungesunden Versuchungen zu schützen, so erlerne das, was man in der Suchttherapie urge surfing nennt. Urge ist Englisch für Verlangen, und Surfing bedeutet bekanntlich Wellenreiten. Du kannst lernen, die Welle des Verlangens nach Chips, Schokoeis oder Gin Tonic wie beim Wellenreiten zu beherrschen und mit ihr vorwärtszukommen, statt dich von ihr überrollen zu lassen. Unser Verlangen nach Essen, Rauchen, Alkohol, Kaufen oder anderen Maßnahmen, mit denen wir emotionale Spannungszustände abbauen, dauert nach Erkenntnissen von Experten in der Regel nur 30 Minuten. Dieser emotionale Spannungszustand verläuft wie eine Meereswelle: Die sind zunächst klein, türmen sich dann immer mehr auf und ebben anschließend ab. Kein Mensch käme auf die Idee, eine Meereswelle zu bekämpfen. Darum sollte man das auch nicht bei einem großen Verlangen tun. Letzteres macht sie eher noch stärker. Stattdessen kann man sie mit Achtsamkeitsübungen entmachten. Und das geht so:[29]

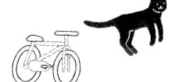

Urge Surfing – der Umgang mit Versuchungen

- Beginne, indem du dich auf deinen Atem konzentrierst. Wenn deine Gedanken abschweifen, konzentriere dich wieder auf den Atem.
- Beobachte dein Verlangen: Wo im Körper kannst du es fühlen? Fühlt es sich locker oder eng an? Wo verläuft seine Grenze? Ist diese Grenze flexibel oder fixiert? Verändert sich das Verlangen von Atemzug zu Atemzug?
- Nimm wahr, wie sich das Verlangen an verschiedenen Stellen deines Körpers anfühlt.
- Statt über das Verlangen nachzudenken, konzentriere dich auf das, was das Atmen und Wahrnehmen mit dir macht.
- Führe diesen Prozess mindestens über fünf Atemzüge durch und beobachte, wie das Verlangen langsam abflaut.
- Belohne dich unmittelbar danach mit etwas, das weder deiner Gesundheit noch deinem Kontostand schadet. Wenn du beispielsweise erfolgreich der Versuchung widerstanden hast, einen Becher Schokoeis zu essen, belohne dich bitte nicht damit, einen Pullover zu kaufen. Spare dir so etwas für die ganz großen Ziele auf.

Meine liebsten Glaubenssätze

Schauen wir uns exemplarisch die Glaubenssätze an, die mich fest im Griff hatten und die mich aufs Sofa gefesselt haben (und zum Teil auch heute noch ganz schön machtvoll sind). Vielleicht ist der eine oder andere dabei, der auch dich vor unbequemen Veränderungen schützt.

Übergewicht ist in Ordnung.
Ja, ist es! Das sei hier noch einmal ausdrücklich bestätigt. Irgendwann mal musste ich mir aber eingestehen, dass es sich für MICH gar nicht mehr okay anfühlte. So richtig habe ich erst gemerkt, wie es mich runtergezogen hatte, als es weg war. Ein großer Teil meiner Motivation, mich trotz

schlechter Laune und miesem Wetter ins Sportstudio zu bewegen, kommt auch aus der tiefen Erkenntnis: nie mehr wieder! Was hatte ich davon, wenn ich glaubte, dass Übergewicht okay sei? Ich musste nichts ändern an meinem Lebensstil und konnte weiter der nächsten Kleidergröße entgegenleben. Die Umkehrung »Übergewicht zu haben, ist nicht okay« kommt mir allerdings überhaupt nicht über die Lippen, da ich es gleichermaßen Horror finde, wie sehr uns der Schlankheitsterrorismus schlechte Gefühle und Gewissensbisse verpasst. Ein besserer Glaubenssatz lautet für mich: **Es ist okay, leicht durchs Leben zu gehen.**

Sport ist doof. Wie ich diesen Glaubenssatz losgeworden bin, habe ich auf den ersten Seiten lang und breit geschildert. Eine Variante davon lautete: Radfahren ist doof. Nachdem ich ja im Rahmen des Triathlontrainings die Erfahrung gemacht hatte, dass auf schnellen Rädern zu fahren, überhaupt nicht doof ist, wurde es sogar zu meiner Lieblingsdisziplin. Ich brauchte also gar keine alternativen mentalen Modelle dazu entwickeln: Allein die Erfahrung reichte. Als die gesamte Sportsaison und meine beruflichen Reisen im Jahr 2020 wegen Corona ins Wasser fielen, wurde das Biken so etwas wie mein Rettungsanker: Ich erwarb ein wunderschönes Gravelbike (das ist ein entschärftes Rennrad mit breiten Reifen, mit dem man auch mal über Wiesen und Feldwege heizen kann) und begab mich mit Minimalgepäck auf ausgedehnte Fahrradtouren: Auf dem Ostseeküsten-Radweg von Flensburg bis Polen oder von meinem Wohnort bis an die holländisch-belgische Grenze. Dabei konnte ich gleich mit weiteren Theorien über mich und das Leben aufräumen:

- Entgegen jeder Erwartung war ich tatsächlich in der Lage, mehr als 140 Kilometer am Tag zurückzulegen (allerdings erst mit der richtigen Radhose).
- Campen entpuppte sich nicht als spießig, sondern war mitunter sogar ziemlich aufregend – zumindest wenn man spätnachmittags noch nicht weiß, wo man abends landen wird.
- Ich kann ohne sechs Paar Schuhe im Gepäck mördermäßig Spaß im Urlaub haben.
- Allein mit dem Rad unterwegs zu sein, bedeutet nicht, allein zu sein. In keinem Urlaub habe ich jemals mehr Bekanntschaften gemacht als auf den Radreisen.

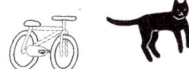

Letzte sein ist peinlich. Bis ich anfing, dieses Buch zu schreiben, war ich der Überzeugung, als einziger Mensch auf dieser Welt unter irgendeiner nicht-diagnostizierten Form von Letzte-Sein-Phobie zu leiden. Das war auch einer der wichtigsten Gründe, warum ich mich davor scheute, überhaupt in die Triathlon-Trainingsgruppe zu gehen: Mir war klar, dass ich Bremsklotz und Schlusslicht zugleich sein würde – eine unerträgliche Vorstellung. Diese Phobie habe ich in einer etwas weniger ausgeprägten Form bis heute. Im Grunde ist es mir herzlich egal, auf welchem Platz ich bei einem Volkslauf oder beim Triathlon lande. Nur eines will ich nicht: Letzte werden. Irgendwann habe ich dann damit aufgehört, mir selbst und anderen vorzumachen, dass ich die Allercoolste sei, und habe mit anderen offen über die »Angst vor dem letzten Platz« gesprochen. Zu meinem Erstaunen ist eine sehr große Mehrzahl von Leuten, die etwas in einer Gruppe unternehmen, von dieser Angst befallen – und zwar ganz egal, ob es sich um einen Sportwettkampf oder um ein so harmloses Vergnügen wie eine Radtour oder einen Bowlingabend handelt. Auf einer meiner langen Radtouren fiel mir ein, dass diese Urangst vor dem »Letzte/r sein« möglicherweise evolutionär bedingt ist. Wahrscheinlich fürchten wir auf einer unbewussten Ebene, von unserer Gruppe oder unserem Stamm zurückgelassen zu werden, wenn wir nicht mehr Anschluss halten können. Denn in der Tat sind von solchen Versagensängsten nicht nur Alphatiere befallen, die sowieso und bei jeder Gelegenheit immer vorn dabei sein müssen und schon einen zweiten Platz demütigend finden, sondern eine große Mehrheit.

Mein neuer Glaubenssatz: Letzte werden ist ein Dienst an der Menschheit.

Mittlerweile habe ich meinen Glaubenssatz »Ich darf nicht Letzte werden« umgekehrt und einen neuen formuliert: **»Ich darf und ich soll Letzte werden.«** Also: habe Mut und melde dich zu einem Sportereignis an. Ich kann dir garantieren, dass du nicht aus der Gesellschaft ausgestoßen wirst, wenn du Letzte/r wirst. Im Gegenteil: Du bist anderen eine Inspirationsquelle und wirst wahrscheinlich viele andere Menschen motivieren, auch unvergessliche Momente zu erschaffen und die eigenen Grenzen zu überschreiten.

Was sollen die Leute sagen?
Anders ausgedrückt: Ich muss immer und überall einen guten Eindruck machen.

Auch das ist ein kollektiver Glaubenssatz, der uns das ganze Leben vermiest und uns von jeder Form spielerischen Experimentierens abhält. Er hat ganz klar seine Wurzeln in dem Konformitätsdruck, den wir in Gruppen verspüren: Wir fürchten bewusst oder unterbewusst, aus der Gruppe ausgestoßen zu werden, wenn wir nicht nach den allgemein akzeptierten Regeln spielen. Der oben abgehandelte Glaubenssatz (»Ich darf nicht Letzte werden«) ist letztlich eine Variante davon.

»Was sollen die Leute sagen?« war der Standardsatz meiner Oma 1, mit der jede Form non-konformen Verhaltens unterbunden wurde: sei es, einen Säugling vor der Taufe mit dem Kinderwagen herumzufahren oder ohne Hut in die Kirche zu gehen. Wir machten uns im Familienkreis gern über diesen Satz lustig. Aber im Grunde steckt und steckte er in jedem von uns. Solltest du dir ebenfalls das eine oder andere Lebensexperiment aus diesem Grund versagen, so platziere diesen Glaubenssatz umgehend auf dem Müll.

Das (was immer es auch sein mag) kann ich nicht.
Das ist eine Variante meines heiß geliebten Glaubenssatzes »Ich bin zu alt«. Egal, was gerade so an Versuchungen um die Ecke bog und biegt – der erste Impuls ist bei mir häufig: Das kann ich nicht (mehr). Auch das ist ein brutaler Glaubenssatz, der uns vom Leben abschneidet und uns die schönsten und aufregendsten Erfahrungen vermiest. Dazu eine weitere Episode meiner »Sportkarriere«.

Horror mit Happy End
Im Herbst 2019 hing ein Zettel am schwarzen Brett meines liebsten Fitnessclubs, der *Auszeit* Wildeshausen: Es wurden Teilnehmer für den Hindernislauf Immer extrem gesucht. Immer ist ein Dörfchen in der Nachbarschaft. Und Immer extrem ist ein sogenannter OCR, ein Obstacle Course Race. Laut Wikipedia ist ein OCR ein Extremhindernislauf, den sich ein paar findige Menschen aus den Drills in der militärischen Ausbildung abgeschaut haben. Du ahnst schon, welche Repräsentationen solche Stichworte in meinem Gehirn auslösen: Kurz gesagt, kann man

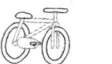
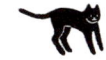

sie auf den Nenner »Nein, danke, das ist nichts für mich!« bringen. Im Jahr zuvor hatte mich eine Freundin schon mal gefragt, ob ich bei einer ähnlichen Tortur, einem Strong Viking, auf einem Truppenübungsplatz in der Nähe von Münster mitmachen wollte. Einerseits schmeichelhaft, dass sie mir das in meinem reifen Alter zutraute. Andererseits: 13 Kilometer durch die Walachei laufen, zwischendurch Wände hochklettern und sich auf dem Bauch durch den Schlamm robben – im Moment eher nicht! Ich konnte damals ja gerade mal eben 10 Kilometer auf der Straße laufen, ohne ohnmächtig zu werden. Wie sollte das auf 13 Kilometern mit zahlreichen Hindernissen funktionieren? Und dann Anfang März durch kaltes Wasser robben? Unvorstellbar. Zum Glück war ich damals schon zu einem Straßenlauf in Oldenburg angemeldet, sodass ich ohne großen Gesichtsverlust und mit gespieltem Bedauern absagen konnte.

Die *Auszeit* wollte zum OCR in Immer mit mehreren Teams an den Start gehen. Wir sprachen natürlich in unserer Triathlon-Gruppe darüber. Wer macht mit? Wer war schon mal da? Wie anstrengend ist das? Die Gespräche gingen an mir vorbei, denn ich musste nicht einmal überlegen, ob ich da mitmachen wollte. Nässe, Kälte, Dreck, Dauerlauf ... nein, Danke! Bis mich unsere Trainerin Swantje direkt fragte. Nein – eine Frage war es eigentlich nicht. Eher eine Anordnung: »Kerstin, du machst auch mit!« Jetzt ist es so, dass ich zu Swantje ein ganz spezielles Verhältnis habe. Sie hat mich schon mehr als einmal angefeuert, über meine Grenzen zu gehen, und ganz viel von meinem neu erwachten, noch etwas wackeligen sportlichen Selbstbewusstsein verdankte ich ihr. So blöd es auch immer klingen mag: Ich wollte sie nicht enttäuschen. Und wenn sie an mich glaubte, konnte ich es ja auch mal probieren oder zumindest darüber nachdenken.

Ich besuchte die Webseite von Immer extrem: Die Runde durch den Wald rund um das Landschulheim war knapp 4 Kilometer lang. Auf dieser Runde waren 23 Hindernisse zu bewältigen. Die anderen versicherten mir, dass das alles machbar sei. Man bleibe immer im Team zusammen und helfe sich gegenseitig. Ich schaute mir auf der Webseite die Hindernisse im Detail an: Schon das dritte Hindernis bestand aus sehr viel Wasser und sehr viel Schlamm. Bei Nummer 23 musste man durch einen Container tauchen. Es war absehbar, dass wir die ganze

Runde in nassen Klamotten und nassen Schuhen drehen würden. Der Lauf würde Mitte Oktober stattfinden. Ich hasse Kälte schon bei Trockenheit. Wahrscheinlich bin ich danach todkrank. Und natürlich läuft wie immer der bekannte Film: Sport ist doof – und natürlich bin ich viel zu alt! Ich werde das Team aufhalten. Die Männer werden mich wie einen peinlichen nassen Sack über die eine oder andere Hürde schieben und zerren müssen. Als mir klar wird, dass ich wieder in meinen alten destruktiven Denkmustern festsitze, gebe ich mir einen Ruck: Ich will nicht wieder die Heulsuse spielen und auf die Flüsterstimme der Selbstsabotage hören. Ich melde mich an der Rezeption der *Auszeit*. Erstaunlicherweise stehe ich schon auf der Liste. Vielen Dank, liebe Swantje!

Der 12. Oktober 2019 ist ein Samstag. Natürlich verfluche ich schon beim Aufwachen den Tag, an dem ich mich für diese Schwachsinnsaktion angemeldet habe. Aber es nutzt ja nichts – da muss ich jetzt durch. Immer wenn ich irgendwas tun muss, vor dem ich einen leichten Horror habe, programmiere ich mich innerlich auf das gute Gefühl, wenn es geschafft ist. An diesem Tag ist das ganz einfach: Abends wird die Ironman Weltmeisterschaft auf Hawaii übertragen – ein Event, auf das ich mich schon den ganzen Sommer gefreut hatte, seitdem mein Bruder Thoralf die Qualifikation geschafft hatte. Ich male mir also aus, wie ich nach dem Extremlauf frisch geduscht mit einer warmen Wolldecke, einem kalten Bier und einer Ladung Sushi auf dem Sofa liege und zusehe, wie meine Triathlon-Idole Sebastian Kienle und Lucy Charles Weltmeister werden.

Nachmittags fahre ich nach Immer. Es regnet natürlich. Zuvor hatte ich auf der Webseite die Ergebnisse aus dem Vorjahr ausgecheckt, weil ich wissen wollte, ob ich es rechtzeitig zum Start des Ironman wieder nach Hause schaffen würde. Dabei fiel mir auf, dass es zwei Kategorien gab: Anfänger und Profis. Erstere laufen eine Runde, Letztere drei. Ein leichter Schwindel überfällt mich: Wir werden doch wohl nicht in der Profigruppe starten!? Zwölf Kilometer und 69 Hindernisse werde ich unter keinen Umständen schaffen. Im Shuttlebus treffe ich meine Teamkollegen Otti und Sonja. Der Verdacht wird zur Gewissheit: Wir starten bei den Profis. Erster Gedanke: Das kann ich nicht! Zweiter Gedanke: Wie komme ich raus aus der Nummer? Meine Versagensängste kollidieren mit einem meiner liebsten und hartnäckigsten Glaubenssätze, der da lautet: Ich muss möglichst immer einen guten Eindruck machen. Dazu gehört auch, nicht zu kneifen und ohne objektiv triftigen Grund etwas aufzugeben. Ich kämpfe kurz mit mir, welche Blamage schwerer wiegen würde: das Kneifen oder das Aufgeben nach der ersten Runde. Kneifen kommt überhaupt nicht infrage – das würde ich mir nie verzeihen. Also muss ich wohl oder übel mitziehen. In Immer angekommen verkünde ich, dass ich das unmöglich schaffen würde (was niemanden wirklich interessiert), und schmolle bis zum Start vor mich hin. Unser Team besteht aus 14 Leuten. Außer mir sind noch Matthias und Walter ungefähr in meinem Alter. Ansonsten: Wohin man blickt, überwiegend junge Leute zwischen 20 und 30. Weit und breit ist keine Frau um die 60 zu sehen. Ich bin die einzige. Wahrscheinlich aus gutem Grund.

    Passenderweise nieselt es weiter bis zum Start, sodass wir schon durchfeuchtet sind, bevor es losgeht. Zwei leichte Hindernisse zum Warmwerden: ein paar Meter über eine Reifenbahn staksen und eine kurze Hangelbahn. Es stellt sich heraus, dass ich null Griffkraft besitze. Schon nach dem zweiten Ring schmiere ich ab. Egal. Danach dürfen wir gleich durch hüfttiefes Wasser waten und am Ende auf allen vieren über einen Schlammhügel rauskrabbeln. Ich mache mich aufs Schlimmste gefasst. Doch dann passiert etwas Sensationelles: Statt dem erwarteten Kälte- und Ekelschock überfällt mich ein irres Glücksgefühl. Ich komme mir vor wie ein Kind auf dem Abenteuerspielplatz. Und dieses Gefühl verlässt mich auf der ganzen Runde nicht mehr: nicht als wir Holzblöcke in knöcheltiefem Matsch schleppen, als wir auf dem Bauch unter einem Gitter durch torfiges Wasser robben, als wir uns über eine Slackline von Baum zu Baum hangeln. Bei den schwierigen Aufgaben helfen wir uns im Team. Auch das Laufen ist überhaupt nicht anstrengend, weil wir an den Warteschlangen vor den Hindernissen kurz durchschnaufen können. Am letzten Hindernis tauchen wir in einem mit Brackwasser gefüllten Container unter einem Baumstamm durch, klettern einen Palettenstapel hoch, springen runter und laufen durchs Ziel. Merkwürdigerweise freue ich mich, dass es noch nicht zu Ende ist und noch zwei Runden vor uns liegen. Diese beiden Runden vergehen wie im Fluge.

Durch die Kombination von Adrenalin und ständiger Bewegung ist es erstaunlicherweise auch kein bisschen kalt. Ich genieße jeden Meter.
Nach der letzten Runde sammeln wir uns und laufen gemeinsam über die Ziellinie. Ich kann nicht glauben, dass ich das a. geschafft und b. so viel Spaß hatte. Alles in allem war das ein grandioses Erlebnis, das ich mein ganzes überschaubares Restleben nicht vergessen werde! Zu Hause sitze ich dann überglücklich nach einem heißen Bad in meine warme Decke eingemummelt mit Bier und Sushi vor dem Livestream aus Hawaii und sehe zu, wie Lucy Charles Zweite und Sebastian Kienle Dritter werden. Es war trotzdem ein toller Tag!

Du bist erst dann alt, wenn du dein Alter als Ausrede benutzt.
JOE FRIEL

So viel zur Hitliste meiner allerliebsten Selbstsabotage-Überzeugungen. Jetzt folgen noch ein paar Glaubenssätze, die mir in den letzten Jahren in zahllosen Gesprächen über den Weg gelaufen sind. Ich gehöre bekanntlich auch in die Kategorie der »Zwangsbeglücker«, das heißt, wenn ich etwas gefunden habe, von dem ich selbst überzeugt bin, versuche ich möglichst viele andere Menschen an dem gleichen Glücksgefühl teilhaben zu lassen. Dabei hat sich herausgestellt, dass dort draußen noch jede Menge andere Glaubenssätze rund um das Thema Sport und Alter existieren. Hier ein Best-of von Glaubenssätzen, die mir andere zugetragen haben:

Ich habe keine Zeit. Als mich die Sport-Muse küsste, war ich 59. Meine Kinder waren ausgezogen und studierten. Ich war Single. Als Selbständige konnte ich mir schon immer meine Zeit relativ frei einteilen. Das Einzige, was an mir zerrte, war ein großes leeres Haus und ein riesiger Garten, vom dem ich glaubte, er müsse immer so aussehen, als würde hier eine Person wohnen, die ihr

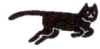

Leben (und den Garten) völlig im Griff hat. Zeit für Sport hatte ich also reichlich. Ich erinnere mich aber nur zu gut daran, wie es früher war mit Job und zwei kleinen Kindern. Hätte mir damals jemand gesagt, ich möge mir ein paar Stunden pro Woche Zeit für mich nehmen, um wieder irgendwo irgendeine Leistung abliefern zu müssen, hätte ich mit den Augen gerollt und eine fiese Bemerkung hinterher geschossen. Man muss keine alleinerziehende Mutter sein, um einen vollgepackten Tag zu haben: Das ganz normale Familien- und Arbeitsleben ist schon völlig ausreichend. Vielleicht hast du einen Job, der einen hohen Einsatz erfordert. Oder du pflegst deine Eltern. Oder du bist nebenbei politisch aktiv und hast ein Ehrenamt. Oder du leidest unter Putzwahn. Und wenn du dann am Abend eine oder zwei Stunden frei hast, liegst du lieber auf dem Sofa, machst Musik oder werkelst vor dich hin. »Ich habe keine Zeit« ist der Killer-Satz, bei dem fast jede/r mitfühlend nickt und denkt: »Stimmt! Da kann man nichts machen.«

»Keine Zeit« ist eine komplett blödsinnige Ausrede!

Das ist natürlich vollkommener Quatsch. Natürlich hast du Zeit – genau wie jeder andere Mensch auf der Welt auch hast du genau 168 Stunden oder 10.080 Minuten pro Woche. Und davon musst du nur 90 bis 120 für dich abzweigen. Wenn du ein Zeitproblem hast, hast du lediglich ein Prioritätenproblem. Anders ausgedrückt: Auf der Rangfolge der wichtigen Dinge in deinem Leben steht deine Gesundheit irgendwo ganz weit unten. Bei mir war es so: Es war immer wichtiger, dass es meinen Kindern, Eltern, Kollegen, Kunden, Freunden, Haustieren, Pflanzen und Ehrenamtsprojekten gut ging. Ich selbst kam irgendwann später. Um ehrlich zu sein: Die ständige Fremdbestimmung war auch auf eine Art bequem, denn ich musste mir keine Gedanken machen, was ich mit mir anfangen sollte, wenn das Hamsterrad mal stillstehen sollte.

Meist finden wir in der wenigen Zeit, die für uns übrig bleibt, eine andere Form der Belohnung: Gummibärchen, Gin Tonic, Schuhe oder anderes Zeugs. Alles das hat eins gemeinsam: Es tut über den Moment hinaus weder uns noch der Umwelt noch unserem Kontostand gut. Wenn du permanent an der Grenze der Überforderung lebst, ist es aber eine noch größere Überforderung, die wenige Zeit, die du für dich hast, für eine weitere Pflichtveranstaltung wie den Sport zu verwenden und den Terminplan noch mehr vollzustopfen. Stattdessen ist es sinnvoll, erst einmal Raum zu schaffen und für einen Ausgleich zu sorgen. Das ganze Leben ist eine Abfolge von rhythmischer Anspannung und Entspannung: Tag und Nacht, Schlaf und Wachen, Ein- und Ausatmen, Winter und Sommer. Auch unser Leben braucht einen Ausgleich von Anspannung und Entspannung. Wenn du dich überarbeitet fühlst, lautet die Frage nicht: Wie kann ich mich motivieren, meine Ruhezeiten zu verkürzen, um sie mit Sport zu füllen? Sondern: Von welchen Verpflichtungen kann ich mich trennen, um mehr Zeit für mich zu haben? Du musst dich in der hohen Kunst des Nein-Sagens üben. Und du musst dich von der Vorstellung trennen, unentbehrlich zu sein. Wenn du der festen Überzeugung bist, dass die Ansprüche aller anderen Menschen wichtiger sind als du selbst, dann räume bitte ganz schnell mit diesem Glaubenssatz auf.

So schaffst du Zeit für dich:
- **Lerne »Nein« zu sagen und trenne dich von Aufgaben und Arbeiten.**
- **Die wichtigste Person auf dieser Welt bist du – wenn es dir nicht gut geht, kannst du nicht für andere da sein.**
- **Mache dir klar, dass du anderen Menschen (und dir selbst) schadest, wenn du ihnen Arbeit abnimmst, die sie selbst erledigen können.**
- **Hole dir Rückendeckung und Unterstützung für deine Ziele in der Familie oder Partnerschaft.**
- **Untersuche deine Glaubenssätze zum Thema »keine Zeit für mich« .**
- **Stelle dir die Fragen: »Was habe ich davon, wenn ich glaube, unentbehrlich zu sein?« und »Was kostet es mich zu glauben, unentbehrlich zu sein?«**

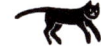

Davon ab: Der Alltag bietet unendlich viele Möglichkeiten, um ein paar Sporteinheiten einzubauen. Du bist viel unterwegs? Pack die Laufschuhe ein und drehe abends eine Runde in einer dir unbekannten Gegend. Schaffe dir ein Faltrad an und fahre nach der Bahnreise mit dem Rad statt mit dem Taxi zum Termin. Fahre mit dem Rad zur Arbeit. Nimm im Büro die Treppe, statt den Aufzug. Lass das Auto stehen und gehe zu Fuß. Genauso einfach trainierst du deinen Gleichgewichtssinn: Putze dir auf einem Bein stehend die Zähne. Ziehe Socken und Schuhe im Stehen an. Und so weiter. Du hast Kinder? Dann binde sie in deine Sportroutine ein: Tochter fährt Rad und darf dich abhängen, du läufst. Wenn sie noch zu klein ist fürs Rad, dann jogge mit dem Kinderwagen. Unsere Kinder verbringen genau wie wir viel zu viel Zeit damit, auf irgendwelche Displays und Bildschirme zu glotzen. Die Wahrscheinlichkeit, dass sie ihr Couchpotato-Leben aufgeben, ist sehr viel größer, wenn du gut gelaunt mit gutem Beispiel vorangehst und mitmachst. Schaut man sich die Karrieren erfolgreicher Sportler an, so ist auffallend, dass die große Mehrheit sportliche Eltern hatte. Also: Verbringe Zeit mit deinen Kindern beim Sport. Ihr werdet es lieben! Probiert alles Mögliche aus. Lasse deine Kinder Vorschläge machen, was sie gern ausprobieren wollen. Es spricht auch überhaupt nichts dagegen, deine Familie zu bitten, dich in deinem Vorhaben »gesunde Lebensführung« zu unterstützen und dich beim Training zu begleiten – gern auch abwechselnd. Fast alle Menschen lieben es zu helfen, und deine Liebsten werden sich nach dem Training nicht nur körperlich besser fühlen, sondern sich auch wie ein guter Mensch vorkommen.

Sport in den Alltag integrieren:
- **Erledige, so viel es geht, zu Fuß oder mit dem Fahrrad, statt mit dem Auto**
- **Drehe eine Laufrunde in der Mittagspause**
- **Nutze jede Gelegenheit zum Balancieren**
- **Benutze die Treppe, statt den Aufzug**
- **Treibe Sport mit deinen Kindern**
- **Nimm dir täglich um die gleiche Zeit ein paar Minuten Zeit für Kraftübungen zu Hause (wenn du nicht ins Fitnessstudio kannst/willst)**

- **Verbanne Hilfsmittel wie Einkaufs-Trolleys auf den Dachboden und trage deine Einkäufe wieder selbst**

Meine Familie lässt mir keinen Raum. Das ist eine Variante der Überzeugung »Ich habe keine Zeit«. Denn gerade wenn wir Verantwortung für Kinder tragen, nehmen wir uns sehr ungern Zeit für uns selbst. Wenn du Teil einer Familie bist, ist es enorm wichtig, dass du dir Rückendeckung von deinen Liebsten holst. Die Familie spielt nämlich eine entscheidende Rolle in Veränderungsprozessen: Ob sie dich stützt oder sabotiert, macht einen gewaltigen Unterschied. Wenn dein Partner oder deine Kinder (oder Eltern) dir schon ewig in den Ohren liegen, du mögest deinen Lebensstil verändern: prima! Jetzt ist die Stunde gekommen, sie um Unterstützung zu bitten. Wenn deine Liebsten allerdings auch begeisterte Couchpotatos sind und davon auch ungern abrücken wollen, wird es schwierig. Bewusst oder unbewusst wollen sie dich dann gern wieder »auf Spur« bringen, das heißt in die Anpassung in das alte, bequeme Leben verführen. Und die Wahrscheinlichkeit, dass du dem nachgibst, ist relativ groß: Außenseiter zu sein, widerspricht unserem Bedürfnis nach Geborgenheit, Akzeptanz und Sicherheit in einer Gruppe. Bei einer sozialen Gruppe (zum Beispiel Arbeitskollegen oder private Freunde) ist das schon schwierig genug – in der Familie ist es noch schlimmer. Bitte darum deine Liebsten zu einem Gespräch und schildere dein Anliegen. Dein Erfolgsbild wird dir genügend Futter dafür liefern. Bitte um Unterstützung. Mache deutlich, dass jede Form von Entmutigung – und sei es spaßeshalber – nicht erwünscht ist. Wenn du schon mehrere missglückte Versuche hinter dir hast, ist das doppelt wichtig. Nichts ist schlimmer, als einen persönlichen Veränderungsprozess in einem Klima von Mitleid, Pessimismus, Sarkasmus oder Missgunst zu starten. Und nichts ist heilsamer, als mit Liebe, Rücksichtnahme, Anerkennung, Wertschätzung und Verständnis begleitet zu werden. Und vielleicht auch mal mit etwas Strenge, wenn du deine Ziele aus den Augen zu verlieren drohst. Im optimalen Fall macht deine Familie mit. Hier sei noch einmal an die Forschungsarbeit von Wendy Woods erinnert: Um eine

Gewohnheit auszuprägen – und um nichts anderes geht es hier – brauchst du ein Umfeld, das dich stützt und nicht ablenkt.

Wenn deine Familie (oder dein Freundeskreis) auch gern eine Sport- und/oder Ernährungsroutine etablieren möchte, hast du ideale Startvoraussetzungen. Nichts drückt das schöner aus als das afrikanische Sprichwort: Willst du schnell sein, gehe allein – willst du weit kommen, gehe mit anderen zusammen. Ein gesunder Lebensstil ist kein Sprint, sondern eine lebenslange Gewohnheit. In einer Gruppe Ziele zu erreichen, macht noch mehr Spaß, als es allein oder zu zweit mit deinem Coach zu schaffen: Geteilte Freude ist tatsächlich verdoppelte Freude.

Also: Wenn du auf der Suche nach motivierenden Erfolgserlebnissen bist (die du ja bekanntlich brauchst, um neue Gewohnheiten zu etablieren), dann finde eine Gruppe und motiviert euch gegenseitig. Für Gruppen (dazu gehören natürlich auch Familien) oder Teams gelten natürlich genau die gleichen Erfolgsvoraussetzungen wie für Einzelkämpfer: Sie brauchen SMARTE Ziele. Zur Erinnerung: Das sind Ziele, die spezifisch, messbar, attraktiv, realistisch, terminiert und erstrebenswert sind.

Damit die Gruppendynamik ihre volle Kraft entfalten kann, braucht ihr diese Zutaten:

- **Überlegt, welche Gewohnheit ihr etablieren wollt: regelmäßig Laufen, Krafttraining machen, auf Süßigkeiten verzichten, Muskelmasse zulegen, Körperfett reduzieren, an Sportkursen teilnehmen?**
- **Trefft euch in der Gruppe, und jede/r schreibt seine Ziele und Ideen auf einen Zettel – am besten sind PostIts (Zettel mit einer Klebefläche) oder Stattys (Zettel, die an jeder Oberfläche haften). Die klebt ihr an die Wand, sodass jede/r einen Überblick hat. Nach der Ideensammelphase einigt ihr euch auf ein Thema. Wenn ihr euch nicht auf die Schnelle einigen könnt, verteilt Punkte. Habt ihr zum Beispiel 10 verschiedene Ziele, dann kann jede/r 5 Punkte verteilen auf die Themen, die man besonders spannend findet. Das Thema mit den meisten Punkten gewinnt.**

- **Findet dazu ein messbares Ziel, das ihr gemeinsam als Team in drei Monaten erreichen wollt.** Nehmen wir an, ihr seid zu dritt. Ihr habt euch vorgenommen, dass jede/r von euch zweimal in der Woche Krafttraining macht und insgesamt zwei Stunden irgendeine Art von Ausdauertraining, etwa Laufen, Biken, Schwimmen oder Tanzen. Jedes Gruppen- oder Familienmitglied sollte also auf 4 Punkte kommen (je einen fürs Krafttraining, je einen für jede Stunde Ausdauertraining). Macht bei drei Teilnehmern 12 Punkte pro Woche und über die Laufzeit von 12 Wochen eine maximale Punktezahl von 144. Nun setzt ihr euch drei Ziele – etwa 130 -110 – 90 Punkte. Sich die Höchstzahl von 144 zu setzen, ist nicht empfehlenswert, weil es sehr entmutigend ist, wenn man schon sehr früh bemerkt, dass dieses Ziel außer Reichweite gerät.

- **Visualisiert die Fortschritte.** Wenn ihr messbare Ziele habt, braucht ihr noch ein Medium, mit dem ihr euren Fortschritt visualisieren könnt (eine Art Anzeigentafel oder Scoreboard). Das kann ein ganz einfaches Poster mit zwei Achsen sein – auf der waagerechten werden die Wochen abgetragen, auf der senkrechten die erreichten Punkte. Der Fantasie sind da natürlich keine Grenzen gesetzt: Ihr könnt zum Beispiel auch Murmeln in ein Glas füllen, auf dem ihr eure Zwischenziele markiert habt. Ihr könnt eine Lego-Treppe mit 130 Stufen bauen, auf der eine Lego-Figur nach oben marschiert. Einmal in der Woche trefft ihr euch, um das Scoreboard zu aktualisieren: Jede/r steuert die Punkte bei, die er oder sie erreicht hat. Achtung: Es werden keine Einzelleistungen gemessen. Das erzeugt Gewinner und Verlierer, also eine Person, die sich super fühlt und eine Gruppe von Leuten, die sich minderwertig vorkommen. Für den Erfolg zählen nur die Gesamtpunkte der Gruppe. Es wird automatisch so sein, dass sich jeder mehr anstrengt, denn man will die Gruppe nicht hängen lassen.

- **Feiert die Erfolge. Belohnt euch für jede der erreichten Zielstufen mit etwas Nettem in Gemeinschaft: Zwischen Eis essen und einem Ausflug in den Klettergarten liegen Tausende von Möglichkeiten.**

Ich bin für keine Sportart talentiert. Das ist natürlich vollkommen egal. Du sollst nicht mit 40 noch Weltmeisterin im Eiskunstlauf werden oder sonst wo irgendwelche Glanzleistungen erbringen. Du sollst nur Sport treiben, um gesund und selbständig zu sein. Mehr nicht. Talent ist völlig unnötig und – nebenbei bemerkt – auch vollkommen überbewertet. Im Sport sieht man wunderbar, dass man keine herausragende Begabung mitbringen muss, um erfolgreich zu werden. Bei starker Fokussierung und genügendem Training treten so starke Lerngewinne auf, dass selbst schwere Wettbewerbsnachteile wieder wettgemacht werden können. Die Sprintlegende Wilma Rudolph beispielsweise (Weltrekordhalterin und mehrfache Goldmedaillengewinnerin in Melbourne bei der Olympiade 1956) litt in der Kindheit unter spinaler Kinderlähmung und konnte erst im Alter von acht Jahren ohne Krücken laufen. Andauerndes, konzentriertes Training und ein eiserner Wille machten trotz dieser schweren Behinderung den Weg in die Weltspitze frei. Aber wie gesagt: Für deine Ziele – Kraft aufbauen, Beweglichkeit erhalten und ein Mindestmaß an Kondition – ist absolut kein Talent erforderlich. Nur die Fähigkeit, durchzuhalten. Und auch dafür brauchst du kein Talent – das kannst du lernen.

Es gibt keinen Sport, den ich interessant finde. Kurze Rückfrage: Woher weißt du das? Aus ausgiebigem Sportstudium am Bildschirm (meiner Spezialdisziplin)? Wahrscheinlich hast du einfach viel zu wenig ausprobiert. Ich fand über 50 Jahre lang Radfahren doof und kann es jetzt kaum erwarten, dass der Winter vorbei ist, um mich wieder auf eine Bikepacking-Tour zu begeben. Warst du schon mal in einem Kletterwald? Auf einer Bergtour? Bist du schon mal gepaddelt? Oder hast du schon mal in einem Segelboot gesessen? Hattest du schon einmal einen Tennisschläger in der Hand oder ein Paar Langlaufski unter den

Füßen? Hast du schon einmal an einem Tanzkurs teilgenommen? Yoga gemacht? Schmeiß deine negativen Überzeugungen über Bord und probiere aus, was zu dir passt. Und am allerbesten suchst du dir eine oder mehrere Expeditionsteilnehmer auf dieser Entdeckungstour, denn gemeinsam macht es – wie immer – noch mehr Freude. Wenn du nach einer ausgiebigen Experimentiertour zu dem Ergebnis kommst, dass du wirklich, wirklich an Nichts gesteigertes Interesse hast, dann tröstet dich vielleicht, dass es nicht zwingend notwendig ist, dass du Sport interessant findest.

> *Es ist nicht zwingend notwendig, dass du Sport interessant findest. Es reicht, wenn du Gesundheit und Fitness erstrebenswert findest.*

Wichtig ist, dass du dein Ziel »Selbständig und leidlich fit im Alter« interessant findest. Ich finde Krafttraining nach wie vor entsetzlich langweilig. Mit einem spannenden Podcast oder Hörbuch auf den Ohren verfliegt die Zeit aber im Nu, und das anschließende Sofaliegen (das bei mir jetzt »Regenerationsphase« heißt) genieße ich ohne den Hauch eines schlechten Gewissens in vollen Zügen.

Sport ist gefährlich. Ja, das stimmt. Insbesondere Radfahren ist fast schon so etwas wie eine Risikosportart. Dr. Ulrich Strunz, der Laufguru, der passenderweise einen Bestseller mit dem Titel »Forever young« schrieb, stürzte mit 63 samt Rennrad in eine Felsspalte und erholte sich nie wieder von den Verletzungen. Die Zahl der Sportinvaliden im Fußball, im Handball, im Turnen und im alpinen Skisport kann man kaum noch zählen. »Genau genommen sind Hochleistungssportler eine Division von Sportkrüppeln und Frühinvaliden. Für den Applaus und den Platz auf dem Siegertreppchen nebst seinen geldwerten Folgen müssen sie bitter bezahlen – die einen früher, der andere später«, konnte man schon 1987 im Nachrichtenmagazin DER SPIEGEL lesen.[30] Und dass Sport ein Glücksgarant ist, mag man nach so vielen Schlagzeilen über depressive Spitzensportler auch nicht mehr glauben.

Dein Körper sagt dir, was dir guttut und was nicht.

Wie gesagt: Geschichten aus dem Spitzensport. Hier geht es um etwas komplett anderes, nämlich um gesundheitsorientierten Freizeitsport. Der berühmte Paracelsus-Spruch »Die Dosis macht das Gift« klingt zwar ziemlich abgedroschen, ist aber von ewiger Wahrheit. Mit zu viel Sport kann man sich genauso gut an den Rollator befördern wie mit zu wenig Sport. Wenn du auf deinen Körper (und nicht auf die Flüsterstimme der Selbstsabotage) hörst, wirst du schnell herausfinden, was dir guttut und was nicht.

Ich habe kein Geld für so was übrig. Diese Überzeugung ist Bullshit. Ja, bestimmte Sportarten sind teuer. Triathlon zum Beispiel geht schnell ins Geld, wenn man sich ein Profirad, High-Tech-Laufschuhe und einen stylischen Neoprenanzug zulegen will. Dazu kommen Startgebühren und Reisekosten. Jede Sportart, die man auf hohem Niveau ausüben will, wird irgendwann teuer. Selbst das harmlose Laufen kann ins Geld gehen, wenn man Schuhe für jedes Wetter, jeden Untergrund und spezielle Anlässe wie Wettkämpfe braucht – von der dazugehörigen Bekleidung mal ganz zu schweigen. Früher dachte ich, dass nur Sportarten wie Reiten (mit eigenem Pferd), Segeln oder Golfen teuer seien. Seitdem ich Radfahren liebe, weiß ich, dass auch das ganz schön ins Geld gehen kann, vor allem, wenn zum zweiten Fahrrad unbedingt noch ein drittes oder viertes dazukommen muss.

Ansonsten ist im Zeitalter von *ebay* fast alles an Sportausrüstung zu absoluten Spottpreisen gebraucht oder sogar geschenkt zu bekommen. Wenn dir die 20 Euro für das Discount-Fitnesscenter zu viel sind, kannst du zu Hause jede Menge Kraftübungen ohne Geräte machen, dir die zahllosen Fitnesskurse auf *YouTube* reinziehen (und Nachturnen, vom Zuschauen allein wird man leider nicht fit) und dich dazu mit anderen Leuten privat verabreden. Hobbys wie Shopping, Essen oder Trinken sind so gesehen teurer – vor allem wenn man die langfristigen Kosten für die Gesundheit einkalkuliert.

Ich gehe regelmäßig spazieren, das reicht. Statt »spazieren« kannst du jetzt alternativ »wandern«, »zum Yoga«, »zum Tai Chi«, »skifahren« oder »Golf« einsetzen. Ja, das ist alles wunderbar und viel, viel besser, als auf dem Sofa zu sitzen. Aber sorry – spätestens ab 60 ist das kein Ersatz für gezieltes, systematisches Training gegen den Muskelschwund und gegen den Verlust von Beweglichkeit und Gleichgewichtssinn.

Dieser Jugendwahn ist affig. Da werden einige von euch bestimmt innerlich nicken. Per Botox und Lifting gegen die Falten zu kämpfen oder sich als Mann die Hängebrüste straffen zu lassen, könnte man, wenn man böse sein will, in diese Kategorie einsortieren. Der gesellschaftliche Druck, ewig so auszusehen, als sei man/frau noch im fortpflanzungsfähigen Alter, ist immens. In den 80er-Jahren galt die Schauspielerin Joan Collins noch als Sensation: Sie verkörperte in der Seifenoper *Der Denver Clan* eine reife Femme fatale, der man zutraute, attraktive Männer aller Altersklassen flachlegen zu können, wann immer sie es wollte. Mit 50! Damals war das ein Alter, in dem man mit Kittelschürze und Dauerwelle ausgerüstet ins sexuelle Niemandsland zu verschwinden hatte. Heute wird man als 50-Jährige schräg angeschaut, wenn man sich aus dem Rattenrennen um sexuelle Attraktivität verabschiedet und sich »gehen lässt«, wie es so schön heißt. Derzeit gilt die US-Schauspielerin Jane Fonda als Maß aller Dinge: Mit über 80 ist sie – entsprechend zurechtgemacht – strahlend schön und lebendig. Dass das an uns nicht ganz spurlos vorbeigeht, ist nachvollziehbar.

Es gibt aber einen Riesenunterschied zwischen Jugendwahn und Selbstbestimmung im Alter: Wer mit 80 noch am Triathlon teilnimmt (oder auf den Kilimandscharo steigt, mit dem Rad durch Südamerika fährt …) leidet nicht unter Jugendwahn, sondern ist a. einfach nur lebendig und b. hat sich aus dem kollektiven Mentalgefängnis befreit, demzufolge man ab 70 nur noch in Erinnerungen schwelgen sollte und sich ansonsten damit zu beschäftigen hat, wo und wie man sich zu Tode pflegen lassen soll.

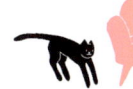

Es besteht ein riesiger Unterschied zwischen Jugendwahn und Selbstbestimmung.

Ich habe meine Eltern gepflegt, und meine Kinder werden selbstverständlich auch mich pflegen. Ja, das ist ein wünschenswertes, fast romantisch klingendes Ideal des Familienzusammenhaltes. Es ist normal, dass man in Notsituationen füreinander da ist in der Familie und sich gegenseitig darin unterstützt, das Beste aus dem Leben zu machen. Ich kann nur aus eigener Erfahrung sagen: Bitte erspart euren Kindern das Erlebnis, euch pflegen zu müssen. Es geht dabei nicht darum, sie vor Arbeit und Verpflichtung zu schützen. Es ist in der Tat ein schönes Gefühl, für jemanden da zu sein und jemandem zu helfen. Das Schlimmste an der Betreuung meiner Mutter war für mich die Machtlosigkeit, mit der ich ihrem Leiden, ihrer Hilflosigkeit und ihren Depressionen zusehen musste. Spart euch die Pflege auf für Dinge, gegen die ihr nur wenig tun könnt: Hilfsbedürftigkeit aufgrund von Unfällen oder aufgrund schwerer Erkrankungen wie Schlaganfällen oder Krebs. Das Risiko an Letzteren kann man mit gesunder Lebensführung reduzieren, gefeit dagegen ist man jedoch nie. Selbst verursachte Hilflosigkeit durch Altersschwäche ist dagegen mit ein ganz bisschen Disziplin und Zeitaufwand leicht aus der Welt zu schaffen. Du tust nicht nur dir selbst etwas Gutes, sondern auch deinen Kindern!

Selbst verursachte Hilflosigkeit kannst du sehr leicht aus der Welt schaffen.

Zum Schluss dieses Kapitels noch meine liebsten Couchpotato-Tipps, mit denen ich mich vom Sofa erhebe:

Laufverbot. Wenn ich überhaupt keine Lust auf Laufen habe (aber irgendwie weiß, dass mir das jetzt guttun würde), ziehe ich meine Laufklamotten an und nehme mir vor, auf jeden Fall nur spazieren zu gehen und unter keinen Umständen zu laufen. Kaum bin ich aus der Tür, fange ich dann doch an zu traben; und wenn ich dann schon mal dabei bin, laufe ich auch irgendwie weiter. Das klappt in 95 Prozent der Fälle. In den anderen genieße ich einfach einen schönen Waldspaziergang.

Belohnungsläufe (oder -fahrten). Ich esse gern. Darum enden meine liebsten Laufziele in irgendwelchen Eisdielen oder Bauernhof-Cafés. Von dort geht es dann gemütlich wieder nach Hause. Das geht natürlich auch mit dem Fahrrad. Auf längeren Touren muss zwangsläufig Zucker nachgeschüttet werden, um die Energie hochzuhalten – da ist es fast schon ein Pflichtprogramm, an einer Eisdiele anzuhalten. Wenn du nicht so der Ess-Typ bist, laufe oder fahre irgendwohin, wo man eine schöne Aussicht hat oder wo nette Menschen wohnen. Oder alles zusammen.

Sportfreunde. Nichts motiviert mich so sehr wie Gemeinschaft. Vor mir selbst Schwäche zu zeigen, ist sehr, sehr viel einfacher, als das gegenüber jemand anderem einzugestehen. Ganz am Anfang meiner Sportkarriere war es mein »Harada-Coach«, heute sind es Trainingskollegen, die ich in meinem Fitnessclub kennengelernt habe. Sogar das Laufen habe ich dadurch lieb gewonnen: Irgendwann fragte mich mein Sportidol Chrissi (ihr erinnert euch: die Trainerin, die mir mit ihrem trockenen Humor und ihrer positiven Energie nicht nur das Indoor Cycling nahebrachte, sondern auch bewirkte, dass ich ihren Masochisten-Kurs zum Hochintensiven Intervalltraining zu lieben lernte), ob wir mal zusammen eine Laufrunde drehen wollen. Daraus entwickelte sich eine sehr schöne Laufgemeinschaft mit viel Spaß und kurzweiligen Gesprächen. Diese Läufe (aber auch nur diese) finde ich überhaupt nicht doof, sondern ganz wunderbar. Also: Suche und finde Menschen, die so wie du Freude daran haben, ihren Lebensstil ein wenig oder sehr zu verändern. Gemeinschaft ist gut für die Seele. Training ist gut für den Körper. Nimm dein Smartphone und schreibe einem potenziellen Sportfreund eine WhatsApp. Und setze dich in Bewegung.

Zeitreise. Wenn ich mir nicht sicher bin, ob ich mich vom Sofa erheben und eine Sporteinheit einschieben soll oder nicht, mache ich eine kleine mentale Zeitreise.

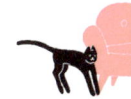

Nehmen wir an, ich hätte das ungute Gefühl, mal wieder laufen zu müssen, habe aber nicht wirklich Lust dazu. Ich stelle mir dann vor, wie ich mich nach dem Lauf fühlen würde: Erschöpft und schweißgebadet gehe ich durch die Haustür und anschließend unter die heiße Dusche. Anschließend sehe ich mich wohlig erschöpft mit einem heißen Kaffee und einem Keks auf dem Sofa regenerieren. Begleitet wird dieses Szenario von einem unschlagbaren Heldengefühl. Eine wunderbare Vorstellung! Also aufstehen, Laufschuhe anziehen und losgehen. Funktioniert am besten in Verbindung mit »Laufverbot«.

Das Wichtigste zum Thema Loslegen und Durchhalten:

1. **Erkenne deine Denkmuster.**
2. **Trenne die förderlichen Überzeugungen von den hinderlichen.**
3. **Bearbeite deine hinderlichen Überzeugungen und ergänze sie durch förderliche.**
4. **Programmiere dein Unterbewusstsein.**
5. **Handele nach den neuen Überzeugungen.**
6. **Schreibe deine Fortschritte auf und halte deine Ziele im Auge.**
7. **Bleibe in Kontakt mit deinem Coach/deiner Unterstützerin.**
8. **Suche dir Sportfreundinnen und Sportfreunde.**
9. **Sichere dir die Unterstützung deiner Familie/deiner Partner.**
10. **Belohne dich.**
11. **Lerne aus den Rückschlägen und bleibe bei deinen Zielen.**
12. **Genieße deine Fortschritte.**

KAPITEL 7
Inspirationen
Geschichten von Menschen, die losgelegt haben

In diesem Kapitel werden dir einige ältere Menschen begegnen, deren Geschichten mich enorm inspiriert haben, als ich für dieses Buch recherchierte. Es sind Geschichten von ganz normalen Menschen und Geschichten von Weltmeistern. Sie sind mir in den unendlichen Weiten des Internets und im »wirklichen« Leben begegnet. Sie alle haben eines gemeinsam: Sie haben erst in höherem Alter oder mit erheblichen Handicaps angefangen, sich zu bewegen. Wenn ich hier etwas über alte und sehr alte Ausnahmeathleten erzähle, dann tue ich das nicht, um dich zu ähnlichen Höchstleistungen zu motivieren. Aber wenn dies der Fall sein sollte – großartig! Es ist an der Zeit, dass auch wir Älteren noch häufiger zeigen, dass wir einen entscheidenden Beitrag zu unserer Daueraufgabe als Spezies »Mensch« leisten, nämlich das Beste in uns zum Vorschein zu bringen. Und dazu gehört nicht nur, uns geistig und moralisch immer weiterzuentwickeln, sondern auch körperlich. Ich erzähle diese Geschichten vor allem, um dir zu zeigen, dass jenseits der Grenzen, die du dir selbst gesetzt hast, bevor du dieses Buch in die Hand genommen hast, eine unendliche Weite existiert. Unser Gedächtnisspeicher ist im besten Fall gefüllt mit Altersgeschichten von netten Strandspaziergängen und Kreuzfahrten. Im schlimmsten Fall mit Ängsten vor unvermeidlichen Gebrechlichkeiten und Vereinsamung.

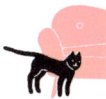

Schreibe dein eigenes Drehbuch des Lebens.

Du brauchst keines dieser Drehbücher nachzuspielen. Du kannst jederzeit deine eigene Story schreiben und leben. Im Bekannten zu verharren, hat uns niemals vorwärts gebracht. Zu etwas Neuem aufzubrechen, von dem wir hoffen, dass es uns erfüllt, war dagegen schon immer ein Wagnis – egal ob es sich um die Liebe, um eine Berufung oder was auch immer handelt. Darum lies die folgenden Seiten so, wie es für deine innersten Sehnsüchte passend ist. Lass dich durch diese Geschichten inspirieren, dir Ziele zu setzen, die ein ganz kleines bisschen oder sehr viel größer sind als alles, was du bisher für dein Mögliches gehalten hast. Oder nimm dir vor, da noch eins draufzusetzen.

Lucie In meinem Fitnessclub war sie mir schon sehr schnell aufgefallen: eine ältere Dame mit pechschwarzem Haar, immer korrekt sitzender Frisur und gepflegtem Make-up. Selbst im Trainingsanzug versprühte sie einen Hauch von Eleganz. Ich sah sie entweder auf dem Fitnessbike oder beim Krafttraining bei ihrer Runde durch den Maschinenpark. Irgendetwas an ihr war anders; und ich brauchte ein wenig, um herauszufinden, was das war: Sie hatte eine Körperspannung wie eine 30-Jährige und bewegte sich auch so: fließend-leicht und dynamisch. Ich schätzte sie irgendwo zwischen 75 und 80. Bei einem meiner seltenen Ausflüge auf Facebook fand ich ein Foto von ihr auf dem Account der *Auszeit*: Das Trainerteam gratulierte ihr zum 90. Geburtstag. Wow! Wir kamen ins Gespräch, da ich sie für dieses Buch interviewen wollte. Dreimal versuchte ich vergebens, mit ihr einen Termin zu finden. Lucie ist irgendwie vollbeschäftigt.

Ruth Bader Ginsburg Auf die »Sportkarriere« der 1933 geborenen Richterin am US-Verfassungsgericht, dem Supreme Court, blickten viele Amerikaner mit einer Mischung aus Hoffen und Bangen. Ihre Fitness war nämlich ein ausgesprochenes Politikum: Die Ernennung für den Supreme Court erfolgt immer auf Lebenszeit. Die Amtszeit endet entweder mit dem Tod, oder wenn die Richterin freiwillig – etwa aus Gesundheitsgründen – ausscheidet. Ob ein dadurch frei werdender Platz am Supreme Court mit einem konservativen oder einem liberalen Richter besetzt wird, ist von höchstem politischem Interesse. Während der Amtszeit Donald Trumps stand Ginsburgs Gesundheit immer wieder im Fokus: Würde sie während seiner Amtszeit sterben oder aus gesundheitlichen Gründen abdanken müssen, so würden die Republikaner einen weiteren Richter für den Supreme Court benennen können und damit über Jahrzehnte wichtige progressive Reformvorhaben blockieren oder bestimmte Rechte zurückdrehen. Dazu gehört zum Beispiel auch das Recht auf Abtreibung, das möglicherweise erneut vom Supreme Court beurteilt werden und dann von einer Mehrheit konservativer Richter abgeschafft wird. RBG, wie sie kurz genannt wird, war eine Ikone der Frauenbewegung. In den 50ern studierte sie Jura in Harvard – als eine von sieben Frauen unter 500 männlichen Kommilitonen. Die dort erlebten Diskriminierungen prägten später ihren lebenslangen Einsatz für Frauenrechte. RBG trainierte täglich ihre Kraft mit einem persönlichen Fitnesscoach und legte in hohem Alter noch einwandfreie Planks (Unterarmstütze) auf die Matte. Mit 84 schaffte sie angeblich noch 20 Liegestütze. Ich schaffte bei meinem ersten Versuch in Chrissis HIIT-Kurs einen. Auf YouTube wurde ein Video über ein Workout von RBG mit dem Entertainer Stephen Colbert allein 2 Millionen Mal angeklickt.[31] Als RBG im September 2020 an Krebs verstarb (gegen den auch der beste Fitnesskurs nichts ausrichten kann), machte ihr persönlicher Fitnesscoach Bryant Johnson ihr zu Ehren vor ihrem Sarg drei Liegestütze.[32]

Hiromu Inada Der wohl großartigste hochbetagte Ausdauerathlet ist der Japaner Hiromu Inada. Im Alter von 81 Jahren hatte er sich erstmals für die Ironman-Weltmeisterschaft in Kona/Hawaii qualifiziert: Bei diesem Ereignis treffen sich die weltbesten Triathleten, um nach 3,8 Kilometern Schwimmen, 180 Kilometern auf dem Rad und einem anschließenden Marathonlauf über 42 Kilometer die Weltmeister zu ermitteln. Der Triathlon bezieht einen großen Teil seiner Attraktivität auch aus der Tatsache, dass Profis und Amateure in einem Wettkampf starten. Diese Amateure ermitteln ihre Weltmeister in Altersklassen, die eine Spanne von 5 Jahren umfassen – also 30 bis 34, 60 bis 64 und so fort. Die Amateure werden

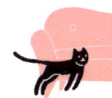

daher auch Altersklassenathleten oder age grouper genannt. Um die Athleten vor sich selbst zu schützen – und um die freiwilligen Helfer vor Nachtschichten zu bewahren – gibt es nach jeder Disziplin ein Zeitlimit. Beim Schwimmen liegt das beispielsweise bei 2,5 Stunden. Wer später am Ufer ankommt, darf gar nicht erst aufs Rad steigen. Bei der Weltmeisterschaft in Kona endet das Rennen um Mitternacht: Wer es bis dann nach 16 Stunden und 50 Minuten über die Ziellinie schafft, wird traditionell vom frisch gebackenen Profi-Weltmeister in Empfang genommen und darf sich über den legendären Satz »You are an Ironman« freuen, mit dem jeder Finisher über die Langdistanz gefeiert wird. Wer nur eine Minute zu spät kommt, kann sich zwar freuen, angekommen zu sein, bekommt aber weder offiziellen Ruhm noch Ehre.

Auch Hiromu Inada war einer dieser Unglücklichen: Als er 2015 an der WM teilnahm, war er so entkräftet, dass er zweimal in Sichtweite der Ziellinie kollabierte. Doch er wollte unbedingt noch vor Mitternacht ankommen. Am Ende verpasste er den Cut um sage und schreibe 5 Sekunden. Natürlich erntete er jede Menge Bekanntheit (man könnte es auch Ruhm nennen) durch dieses Ergebnis – doch sein selbst gestecktes Ziel und die Finisher-Medaille hatte er verpasst. Er schwor, es besser zu machen. Tausende von ermutigenden Kommentaren in den sozialen Medien stärkten ihm den Rücken. Im Jahr 2016 löste er dieses Versprechen im Alter von 83 Jahren als ältester Finisher aller Zeiten ein. 2018 wurde eigens für ihn die Startgruppe M85 (Männer 85 – 89 Jahre) kreiert, in der er der einzige Teilnehmer und damit Weltmeister war, als er ins Ziel kam.

Nach 18 Stunden Wettkampf vor dem Ziel kollabiert – und drei Jahre später wieder am Start.

Inada ist auch aus einem anderen Grund eine Inspiration: Er fing überhaupt erst als Rentner mit 60 Jahren an, Sport zu machen.[33] Zuerst ging er schwimmen und ein wenig laufen. Mit 70 meldete er sich zu einem Triathlon über die olympische Distanz an (1500 m Schwimmen, 40 km Rad, 10 km Laufen). Ist Inada ein Supersportler und eine Ausnahmeerscheinung? Ja und nein. Zunächst einmal: Die Fähigkeit zu großen Ausdauerleistungen wurde uns evolutionär in die Wiege gelegt. Als Jäger und Sammler mussten unsere Vorfahren auf Nahrungssuche täglich weite Strecken zurücklegen und in der Lage sein, vor Feinden davonzulaufen. Theoretisch ist fast jeder Mensch in der Lage, solche oder ähnliche Leistungen zu vollbringen. Wenn er oder sie es will! Und wenn man für das Training die notwendige Disziplin aufbringt. Insofern ist Inada natürlich eine Ausnahmeerscheinung: In einem so hohen Alter täglich so lange zu trainieren, ist eine mentale Meisterleistung.

Auf der Website der japanischen Regierung erklärte Inada: »Mein Ziel ist es, weiterhin an Wettkämpfen teilzunehmen und sie innerhalb der gesetzten Zeit zu beenden. Mit dem Alter wird mein Körper schwächer, doch der Moment, in dem ich spüre, dass all mein Training sich gelohnt hat, ist absolut real. Ich probiere Dinge aus, die ich im Fernsehen sehe, und setze Ratschläge von anderen direkt um. So erreiche ich bessere Zeiten. Und dann probiere ich wieder etwas Neues. Der Schlüssel liegt in dieser Wiederholung. Ich stelle fest, dass die Tricks, die ich ausprobiere, greifbare Ergebnisse bringen, und das macht sehr viel Spaß. Ich bin über 80 Jahre alt, doch dieses Gefühl der Erfüllung habe ich noch nie erlebt.«[34]

Du bist nie zu alt, um dich in Bewegung zu setzen und deine Grenzen zu überschreiten.

Lena Salmi Hast du schon einmal Skatern dabei zugeschaut, wie sie leicht und souverän durch eine Halfpipe jagen oder in der Fußgängerzone ihre Kurven ziehen, und hast dabei gedacht: Das würde ich auch gern können? Ich denke das fast immer. Beim Denken bleibt es aber dann, denn sofort danach meldet sich meine treue fürsorgliche Begleiterin, die Flüsterstimme der Selbstsabotage, und empfiehlt mir, mich nicht ohne Not zur Idiotin zu machen. Die Finnin Lena Salmi aus Helsinki hat diese Stimme entweder nicht gehört oder sie hat sie sofort zum Schweigen gebracht: Sie fing mit 61 Jahren das Skateboarden an. Wo andere erst einmal nach der nächsten Skating-Schule gesucht hätten (gibt es so was überhaupt?), ging die ehemalige Sportjournalistin einfach in einen Skaterpark und frag-

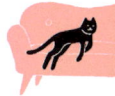

te, ob ihr jemand das Fahren auf dem Longboard beibringen wolle. »Ganz schön tapfer«, dachte ich, als ich das gelesen hatte: Ich hätte dazu nie und nimmer den Mut aufgebracht. Zu groß wäre meine Angst, abgewiesen zu werden und als peinliche Alte dazustehen. Lena wurde auf Anhieb fündig und lernte. Und verbringt als mittlerweile 70-Jährige sehr viel Zeit in Skaterparks mit Menschen, die ihre Enkel sein könnten. Es ist ihr ganz offensichtlich völlig egal, was andere Menschen über sie denken. Wenn ich ihr auf *Youtube* dabei zusehe, wie sie beim Üben wieder und wieder auf die Klappe fällt, frage ich mich schon, woher die innere Stimme kommt, die sie antreibt, nach jedem Sturz wieder aufs Brett zu steigen und weiterzumachen. Mich schreckt schon die Vorstellung eines blauen Flecks davon ab, es überhaupt einmal auszuprobieren.

Suche die Stimme der Sehnsucht und folge ihr.

Aber genau darum geht es: Sie hat ihre innere Stimme der Sehnsucht gehört und ist ihr gefolgt. Und sie inspiriert andere Menschen, das Gleiche zu tun. Horche in dich hinein und finde dein eigenes »Sehnsuchts-Vorhaben«. Egal, was »die Leute« sagen.[35] Wenn deine innere Stimme der Sehnsucht dir auch zufällig das Wort »Skateboarden« ins Ohr flüstert, findest du in Lenas Facebook-Gruppe *Very Old Skateboarders* Gleichgesinnte. Und ein paar schöne Röntgenbilder.

Willie Murphy Die 82-jährige Rentnerin aus Rochester im Bundesstaat New York lief mir über einen Online-Beitrag der *Frankfurter Allgemeine* über den Weg.[36] Sie schaffte es in die Schlagzeilen, weil sie einen nächtlichen Einbrecher mit einem Besenstiel und einem Tischchen vermöbelte und ihn so lange in Schach hielt, bis die Polizei kam. Die dafür notwendige Kraft kommt nicht von ungefähr: Willie betreibt seit Jahren Bodybuilding und schafft Kniebeugen mit einer 100 Kilo schweren Langhantel. Die Polizeibeamten waren so beeindruckt, dass sie umgehend ein Gruppenfoto mit Willie machten und es per Twitter in die Welt schickten. In einem Interview äußerte sie die Hoffnung, ihr Beispiel möge andere Menschen jeden Alters inspirieren, ebenfalls an ihrer Kraft zu arbeiten.

Schaffe dir zu deinem neuen Sicherheitsschloss noch ein Abo im Fitnessclub an.

Es ist eine biologisch begründete Tatsache, dass Menschen im Alter tendenziell vorsichtiger und ängstlicher werden. Wenn du mit dem Gedanken spielst, dir eine Alarmanlage und ein zweites Sicherheitsschloss anzuschaffen, melde dich gleich noch im Fitnessstudio an und arbeite an deiner Muskelkraft und Beweglichkeit – sicher ist sicher.

Charles Eugster Ein ähnliches Kaliber wie Willie Murphy ist der britische Zahnarzt Charles Eugster – mit dem Unterschied, dass er erst mit 85 Jahren mit dem Krafttraining begonnen hat. In jüngeren Jahren hatte er sich mit Rudern fit gehalten, war dann aber in die übliche Altersfalle getappt. Er hatte viel Fett angesetzt und Muskeln verloren. Charles ging in ein Fitnessstudio. Dort ging man seiner Meinung nach zu »unwissenschaftlich« an sein Problem heran. Kein Wunder: Die Forschung interessiert sich nicht besonders für den Kraftaufbau von Hochbetagten. Er engagierte eine Personal Trainerin, mit der er sich intensiv mit dem Zusammenspiel von Kraft- und Ausdauertraining sowie Ernährung auseinandersetzte. Nachdem er durch Krafttraining 13 Kilo Fett in Muskulatur verwandelt hatte, legte er eine beeindruckende Erfolgsserie im Sport hin: Eugster hält bis heute den 200-Meter-Hallenrekord in der Altersklasse 95+ und den 400-Meter-Freiluftrekord. Er wurde Weltmeister in einem Fitness-Zehnkampf und erzielte dabei bessere Ergebnisse als wesentlich jüngere Teilnehmer. Noch mit 87 lernte er das Wakeboarden. Und natürlich hält er diverse Altersrekorde im Rudern.

Charles hielt fortan Vorträge zu gutem Altern: Arbeit, Ernährung und Sport lautete sein Rezept. Und er setzte sich gegen ernährungsbedingte Krankheiten und Fettleibigkeit ein. »Du hast nichts zu verlieren als die Ketten der Konventionen«, rief er im Alter von 93 seinem Publikum auf einem TED-Vortrag zu.[37] Charles Eugster warb für ein radikales Umdenken, für eine umfassende wissenschaftliche Beschäftigung mit dem Sport im hohen Alter – und besonders für die Würdigung des Krafttrainings. »Da liegen unerhörte Möglichkeiten.«[38]

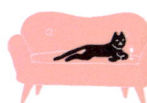

> *Du hast nichts zu verlieren*
> *als die Ketten der Konventionen.*
> CHARLES EUGSTER

Eitelkeit sei ein großer Vorteil und ein großartiger Antrieb: Mit 90 habe er noch 70-jährige Frauen am Strand beeindrucken wollen. Das sei sein wichtigstes Motiv gewesen. Charles Eugster starb mit 97 Jahren an Herzschwäche und hatte das, was man im Volksmund einen »guten Tod« nennt: ein schnelles Ende eines erfüllten Lebens.

Meredith Atwood Meredith beschreibt in ihrem Buch »Triathlon for the Everyday Woman – You Can Be a Triathlete. Yes. You.« hinreißend humorvoll und tieftraurig zugleich, wie sie als komplett überforderte, berufstätige Mutter mit sehr viel Übergewicht, einer gehörigen Portion Selbsthass und leicht depressiven Tendenzen von der Couch runterkam und sich in Bewegung setzte.[39] Und wie sie als dicke Athletin viel Freude in einem Sport hat, der ansonsten von austrainierten Superathleten bevölkert wird. Mit ihrer Geschichte konnte ich mich sofort identifizieren: Ich hatte selbst als berufstätige, alleinerziehende Mutter stets am Rande des Wahnsinns gearbeitet und die Bedürfnisse anderer in den Vordergrund gestellt. Anders als sie hatte ich allerdings nie in jüngeren Jahren die Energie aktivieren können, etwas für mich zu tun. Dazu musste ich erst 60 werden. Ich liebe ihre Geschichte auch, weil sie wieder zeigt, wie wichtig es ist, sich mit Menschen zu umgeben, die uns stützen und die an uns glauben. Wir sind alle nicht zur Einzelkämpferin geboren – mit der Hilfe anderer kommen wir sehr viel weiter, als wir es uns vorstellen können.

> *Umgib dich mit Menschen, die dich stützen*
> *und die an dich glauben.*

Meredith ist schon als Kind sehr kräftig, treibt viel Sport und wird als Teenager eine erfolgreiche Gewichtheberin mit Olympia-Ambitionen. Direkt nach dem College heiratet sie; der Sport ist abgehakt. Das Paar verbringt die ersten Ehejahre auf vielen bierlastigen Partys oder auf dem heimischen Sofa mit Pizza, Cola und Bourbon. Nach dem Jurastudium arbeitet Meredith in einer Anwaltskanzlei, wird dort sehr unglücklich und kompensiert dieses Unglück mit Essen und Trinken. Mit 26 bekommt sie ihr erstes Kind, vierzehn Monate später das zweite. Den Stress als berufstätige Mutter mit zwei Kleinkindern bekämpft sie weiterhin mit den bekannten Seelentröstern Essen und Alkohol. Bis sie 130 Kilo erreicht und sich selbst und ihr Leben nicht mehr aushalten kann.

Obwohl Meredith schon einen komplett vollgepackten Tagesablauf hat, entschließt sie sich in einem Moment der Erleuchtung, dem Fitnessclub beizutreten, der sich im gleichen Gebäude wie ihre Anwaltskanzlei befindet. Am nächsten Morgen steht sie eine Stunde früher auf als gewöhnlich und steht um 6 Uhr im Studio. Dort geht sie in den erstbesten Kurs: Indoor Cycling. Und ist davon – so wie ich vor einigen Jahren – auf Anhieb begeistert. Die Wochen ziehen ins Land, Meredith trainiert ein paarmal in der Woche an Geräten und beim IC, aber es bleibt im Großen und Ganzen alles beim Alten: Stress, Frustessen und viel Bier mit Margueritas. In einer stillen, alkoholgetränkten Stunde beichtet sie ihrem Ehemann, dass sie wegen ihres Lebensstils und ihrer vielen Kilos total unglücklich sei. Er schlägt vor, sie möge ihren Indoor Cycling Trainer Gerry fragen, ob er sie unterstützen könne. Meredith wehrt ab, aber dann stellt er ihr die ultimative Frage: »Willst du dich ändern – oder nicht?« Meredith will, und nach dem fünften Bier findet sie mitten in der Nacht den Mut, Gerry eine Mail mit der Bitte um Hilfe zu schreiben.

Die entscheidende Frage: Willst du dich ändern – oder nicht?

Schon am nächsten Morgen hat sie eine Antwort: Ja, er will helfen! In der nächsten IC-Stunde fragt er Meredith, ob sie Lust habe, eine Triathletin zu werden. Er sähe, wie sehr sie sich im Kurs anstrengen würde, und er sei vollkommen überzeugt, dass sie schon jetzt eine Sprintdistanz schaffen würde (zur Erinnerung: 500 Meter schwimmen, 20 Kilometer biken und 5 Kilometer laufen). Meredith ist völlig platt, dass er ihr das trotz ihrer vielen Kilos zutraut. Und sie kommt auf die Idee, sehr

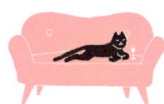

wohl an sich selbst glauben zu können, wenn Gerry es täte. Sieben Wochen später startet Meredith bei ihrem ersten Triathlon. Wie die Geschichte weitergeht und wie der Sport ihr Leben und ihre Beziehungen veränderte, könnt ihr in Meredith' Buch oder in ihrem wunderbaren Blog nachlesen: https://swimbikemom.com.

Jayne Williams Jaynes Sportgeschichte ist so ähnlich wie die von Meredith. Auch Jayne hat ein motivierendes Buch geschrieben, das den schönen Titel *Slow Fat Triathlete – Live Your Athletic Dreams in the Body You Have Now* trägt[40]. Es hat mir ganz am Anfang meiner Triathlon-»Karriere« geholfen, diverse Glaubenssätze der Sorte »Da blamiere ich mich« und »Was sollen andere Leute sagen ...« in Luft aufzulösen. Kleine Anmerkung: Das ist nun die dritte Inspirationsgeschichte, die mit Triathlon zu tun hat – das liegt natürlich daran, dass ich alles an Büchern dazu aufsauge, weil ich zufällig den gleichen Sport betreibe. Wie gesagt: Diese Geschichten sollen dich nicht ermutigen, mit dem Triathlon anzufangen. Wenn sie es tun – prima!

Zurück zu Jayne: Sie arbeitet vor ihrer Sportkarriere mit Mitte 30 in einem Großraumbüro, ernährt sich ausschließlich von Fast Food und wiegt irgendwann über 120 Kilo. Körperlich ist sie ein Wrack: Durch die starre Haltung am Computer leidet sie seit Jahren unter einer chronischen Sehnenscheidenentzündung und Schulterschmerzen. Ihre Handgelenke schmerzen bei den geringsten Belastungen. Arbeitsfähig ist sie nur mit starken Medikamenten. Die Unzufriedenheit mit sich selbst nagt ganz erheblich an ihrem Selbstwert. Irgendwann beschließt sie, dass es nun genug ist, und setzt sich in Bewegung: Sie fängt an, regelmäßig zügig zu gehen. Die Distanzen werden länger: eine Meile, zwei Meilen, vier Meilen.

In jedem von uns steckt ein anderer Mensch – und es ist unglaublich spannend, diesen Menschen herauszulassen.

Die Pfunde schwinden ein wenig. Sie wird Mitglied in einem Fitnessstudio und beginnt sehr vorsichtig mit Krafttraining. Sie macht Rehasport für ihre Schulter.

Als sie bei 100 Kilo ankommt, fängt sie zaghaft an zu joggen: eine Minute – zwei Minuten ... und so fort. Schließlich schafft sie eine Zwei-Kilometer-Runde um den Park. Sie meldet sich mit Freunden und 15.000 anderen Teilnehmern zu einem 5-Kilometer-Volkslauf in San Francisco an, bei dem die Hälfte der Teilnehmer mehr geht statt joggt. Da sie Radfahren liebt, kauft sie ein Liegefahrrad – nach wie vor sind die Handgelenke zu schwach für ein normales Fahrrad. Als ihre stämmige, schon etwas angejahrte Fitnesstrainerin ihr erzählt, dass sie bei ihrem letzten Triathlon Letzte geworden ist und dass sie daran arbeite, Vorletzte zu werden, kommt Jayne – die mittlerweile unter 100 Kilo wiegt – ins Grübeln. Die gleiche unerklärliche Sehnsucht, die auch mich einst befiel, bringt sie dazu, sich in einem Triathlonverein anzumelden. Beim ersten Lauftraining ist sie schon nach dem Aufwärmen völlig erledigt. Obwohl sie die mit Abstand Schwächste in der Gruppe ist, lässt sie sich nicht entmutigen. Sie ersteigert ein gebrauchtes Rennrad bei *ebay* und hofft, dass die Handgelenke mitmachen. Das tun sie. Monate später startet sie bei ihrer ersten Sprintdistanz, bekommt ihre erste Finisher-Medaille und ist vor Stolz und Freude tagelang high. Und macht natürlich weiter. Sie ist immer noch langsam, und sie ist immer noch dick. Und sie hat nach wie vor einen Heidenspaß an ihrem Sport. Für mich, die sich ewig mit Versagensängsten und Eitelkeiten plagte, war sie eine großartige Quelle der Inspiration. Danke!

Harriette Thomson Die Pianistin aus North Carolina ist dafür berühmt, die älteste Ausdauerläuferin zu sein: 2015 kam sie im Alter von 92 beim Marathon in San Diego nach knapp siebeneinhalb Stunden ins Ziel und unterbot den bestehenden Altersklassenrekord um sagenhafte 90 Minuten. Und das, obwohl sie sich zweimal in den vorangegangenen Jahren einer kräftezehrenden Krebstherapie unterziehen musste. Mit 94 schaffte sie noch einen Halbmarathon.

Harriette ist übrigens auch eine Spätberufene: Sie fing erst mit 76 Jahren im Rahmen einer Wohltätigkeitsaktion an zu laufen. Da es sich gleich um einen Marathon handelte, nahm sie sich vor, zur Not die ganze Strecke zu gehen.[41] Als dann aber alle anderen liefen, lief sie auch, so gut es ging. Für jemanden, der sein Leben lang Sport getrieben hat, ist es keine große Sache, das bis zum Lebensende wei-

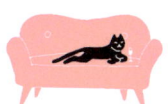

terzumachen. Mit Mitte 70 erst loszulegen, finde ich dagegen absolut bemerkenswert. Du bist auch schon über 70 und bist noch nie gelaufen? Egal. Lege einfach los.

June Huh Zum Schluss noch eine Geschichte über die Kraft von Glaubenssätzen. Sie hat ausnahmsweise mal nichts mit Sport zu tun. Sie handelt von June Huh, einem Ausnahme-Mathematiker, der im Alter von 34 Jahren zusammen mit zwei weiteren Kollegen einen Spezialfall der Rota-Vermutung löste. Laut Wikipedia besagt die Rota-Vermutung, dass »die Koeffizienten des chromatischen Polynoms eines Matroids eine log-konkave Folge bilden«.[42] Ich habe nicht den geringsten Schimmer, was das bedeutet, aber dass Huh und seine Kollegen in Mathematikerkreisen für den Beweis dieser Theorie weltberühmt wurden, scheint ein Indiz dafür zu sein, dass es sich um etwas Außergewöhnliches handelt.

Was wir über unsere eigenen Grenzen zu glauben wissen, ist häufig der allergrößte Quatsch.

Der Witz an der Geschichte: June selbst hielt sich über viele Jahre für einen Matheversager. Bei Mathetests in der Grundschule schnitt er unterdurchschnittlich ab. Als Jugendlicher wollte June Schriftsteller werden und interessierte sich leidenschaftlich für Literatur und Poesie. Er schrieb schon damals Gedichte und Kurzgeschichten. Da er das für eine eher brotlose Kunst hielt, wollte er Wissenschaftsjournalist werden. Dass sein Talent entdeckt wurde, war mehr oder weniger ein Zufall: Als der berühmte Mathematiker Heisuke Hiranaka mehrere Gastvorlesungen an Junes Universität hielt, schrieb er sich in dessen Kurs ein, um später einen Artikel über Hiranaka zu schreiben. Von den hundert Teilnehmern – allesamt Mathematiker – verließen fast alle den Kurs, weil sie mit dem Stoff komplett überfordert waren. Zu den wenigen, die übrig blieben, zählte auch June. Der verstand zwar auch so gut wie nichts, konnte aber mit gelegentlich eingestreuten »einfachen« Beispielen etwas anfangen. June erklärte sich das damit, dass er als

Nicht-Mathematiker einen ganz anderen Blick auf den Stoff hatte. Schließlich lud er Hiranaka zum Mittagessen ein, um ihn für ein Interview zu gewinnen. Im Laufe dieser Gespräche erkannte Hiranaka Junes außergewöhnlichen Blick auf die Mathematik. June begann ein Mathematikstudium, wurde Hiranakas Assistent und entwickelte unter seiner Begleitung seine herausragenden Fähigkeiten.[43] Was sagt uns das? Dass wir hohe (und kleine!) Ziele erreichen können, wenn wir uns mit Menschen umgeben, die uns fördern und fordern. Und dass das, was wir über unsere Grenzen zu glauben wissen, mitunter vollkommener Quatsch ist.

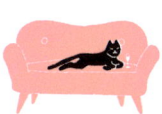

NOCH ÄLTER

Es ist der 25. August 2019. Ich habe meinen Traum vom Vorjahr wahr gemacht und bin beim Bärentriathlon in Bad Zwischenahn auf der Kurzdistanz gestartet: 1500 Meter Schwimmen, 40 Kilometer Radfahren und 10 Kilometer Laufen. Meine Ziele waren die gleichen wie bei meiner Premiere: ankommen und Spaß haben. Ich war diesmal mental sogar bereit, in Würde Letzte zu werden – immerhin war ich die Älteste unter den weiblichen Teilnehmerinnen. Im Vorfeld hatte ich mental daran gearbeitet, meinem Glaubenssatz »Ich darf nicht Letzte werden« die Kugel zu geben, und war bereit, meinen bisher noch sportlich untätigen Altersgenossinnen im Landkreis Oldenburg durch eine grottenschlechte Zeit ein inspirierendes Vorbild zu sein und sie auch zum Mitmachen zu motivieren. Meine ersten beiden Ziele habe ich locker erreicht: Trotz brütender Hitze kam ich ins Ziel und hatte – von kleinen Durchhängern abgesehen – recht viel Freude. Nach dem Schwimmen hatte es sogar so ausgesehen, als würde es mit dem letzten Platz klappen. Gleich zum Start bekam ich aus heiterem Himmel eine Panikattacke. Keine Ahnung woher die kam – ich bin eigentlich ein großer Fan von Freiwasserschwimmen und habe weder Angst vor Krämpfen, Seeungeheuern oder sonstigen Schrecknissen. Zum Glück fiel mir ein, was man in so einem Fall machen soll: auf den Rücken drehen, ruhig atmen und einfach weiterschwimmen. Vor lauter Schreck waren jedoch alle mühsam antrainierten Freistil-Routinen vergessen und so umrundete ich in gemütlichem Tempo Brust schwimmend die Bojen auf dem Rundkurs im Zwischenahner Meer. Als Letzte genoss ich dazu die Ehre, von einem Rettungsboot begleitet zu werden – bis ich dann doch noch eine andere Schwimmerin überholte und als Vorletzte aus dem brackigen Wasser stieg und in die Wechselzone eierte. Vorher hatte ich mir gut eingeprägt, in welcher Reihe mein Fahrrad stand, um nicht noch mehr Zeit mit unnötiger Suche zu vertrödeln. Es stellte sich heraus, dass diese Vorsichtsmaßnahme völlig unbegründet war: Da alle anderen Schwimmer längst auf ihren Rädern saßen, stand mein Rad einsam und verlassen auf der Wiese und war mühelos auffindbar. Nach ein paar Metern auf dem Rad fiel mir auf, dass die Auflieger auf meinem Lenker schief standen. Ein typischer Anfängerfehler: ich hatte zwar den Reifendruck geprüft, aber alles andere nicht. Ich überlegte kurz, was schlimmer war: anhalten und den Lenker gerade richten oder durchfahren und das Beste draus machen. Da Ungeduld zu einer meiner herausragenden Charaktereigenschaften zählt, entschied ich mich idiotischerweise fürs Durchfahren. Im abschließenden Lauf waren die Temperaturen dann auf über 30 Grad angestiegen. Ich hangelte mich von Trinkstation zu Trinkstation und freute mich wie ein Kind über die Anfeuerungen der Zuschauer und der Rettungssanitäter an der Strecke. Dass ich überhaupt bei der Affenhitze mitlief, empfand ich als persönliche Heldentat – egal in welchem Tempo. Da keine andere Frau über 60 gestartet war, trug ich (wie ich fand, mangels Konkurrenz etwas unverdient) den ersten Platz in meiner Altersklasse davon und stand bei der Siegerehrung etwas einsam auf dem Podium, um meinen Preis entgegenzunehmen: einen biologisch abbaubaren Fahrrad-Intensivreiniger, der bis heute einen Ehrenplatz in der Putzmittelkiste hat.

Wie sollte es nun weitergehen? Abends begoss ich den Erfolg mit meinem Bruder Thoralf, der den Zwischenahner Triathlon mehr oder weniger als Trainingseinheit für seinen im Herbst anstehenden Start bei der Weltmeisterschaft mitgemacht und erwartungsgemäß in seiner Altersklasse ebenfalls gewonnen hatte. Nach dem dritten Bier stand fest, dass ich im Jahr darauf den nächsten Schritt anpeilen würde: eine Halbdistanz, also 2 Kilometer Schwimmen, 90 Kilometer Radfahren und 21 Kilometer Laufen. Im Geiste sah ich mich schon mit 70 erstmals in Kona starten und wie Hiromu Inada eine Minute vor Mitternacht entkräftet, aber aufrecht und mit einem Lächeln im Gesicht ins Ziel traben. Wie es dann weiterging, ist bekannt: 2020 wurden alle Wettkämpfe abgesagt. Trainingsgruppen lösten sich auf. Schwimmbäder machten zu. Die Wettkampfsaison 2021 lag in weiter Ferne – auf jeden Fall viel zu weit weg, um mich weiter einer Trainingsroutine zu unterwerfen. Ausdauersport ist nach wie vor etwas, das mir vor allem in Gesellschaft Spaß macht und für das ich ein konkretes Ziel brauche. Mittlerweile ist es aber tatsächlich so, dass ich ohne ein Mindestmaß an Bewegung einfach unglücklich bin. Nach wie vor bin ich aber auch ein leidenschaftlicher Couchpotato und könnte aus dem Stand heraus einen hervorragenden Job als Serienkritikerin

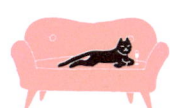

machen. Ohne Sport fühle ich mich aber unterfordert und unzufrieden. Darum machte ich mich im März 2020 auf die Suche nach einem lockdown-tauglichen Sportformat und entdeckte das Bikepacking: allein mit meinem neuen Lieblingsrad und mit Minimalgepäck über Feld-, Wald- und Radwege flitzen und dabei Europa erkunden. Ob ich künftig meine Zeit damit verbringe, die große weite Welt auf dem Gravelbike zu bereisen oder ob ich wieder zwischen Schwimmbad, Aschenbahn und Radtraining an meiner Triathlonkarriere bastele, weiß ich noch nicht. Nur eines weiß ich ganz genau: Egal, für was ich mich entscheide – ich bin auf jeden Fall nicht zu alt dafür. Und kein Sport ist zu doof, als dass ich ihn nicht doch noch ausprobiere.

Lese- und Streamingtipps

Sport

Ingo Froböse: Das Muskel-Workout – Über 100 hocheffiziente Übungen ohne Geräte, Gräfe und Unzer Verlag 2014.
Mein absoluter Liebling und treuer Begleiter auf Geschäftsreisen.

Joe Friel: Schnell und Fit ab 50 – Wie Sie noch viele Jahre erfolgreich trainieren und Wettkämpfe bestreiten. Covadonga Verlag 2015.
Die Fitness-Bibel für alle Älteren und Hochbetagten ist eine absolut motivierende Lektüre. Selbst wenn du (noch) nicht beabsichtigst, irgendwelche Wettkämpfe zu bestreiten: Das Lesen verändert massiv unsere Glaubenssätze zum Thema Leistungsfähigkeit im Alter und ist schon allein deswegen empfehlenswert.

Jayne Williams: Slow, Fat Triathlete – Live your Athletic Dreams in the Body You Have Now, Da Capo Press 2004.
Jaynes Buch hat mir ganz am Anfang meiner Triathlon-»Karriere« geholfen, diverse Glaubenssätze der Sorte »Was sollen andere Leute sagen …« in Luft aufzulösen. Jayne beschreibt hinreißend humorvoll, wie sie als berufstätige Mutter mit extremem Übergewicht und depressiven Tendenzen von der Couch runterkam und sich in Bewegung setzte. Und wie sie als langsame, dicke Athletin viel Freude in einem Sport hat, der ansonsten von austrainierten Superathleten bevölkert wird. Eine ähnlich motivierende Story erzählt Meredith Atwater:

Meredith Atwater: Triathlon for the everyday woman. You can be a triathlete. Yes. You., Da Capo Press 2019.

Ernährung

Bas Kast: Der Ernährungskompass – Das Fazit aller wissenschaftlichen Studien zum Thema Ernährung, C. Bertelsmann 2018
Das Beste zum Thema »Was soll ich essen und was eher nicht?« – ein akribisch recherchierter Rundumschlag über die wichtigsten wissenschaftlichen Studien zum Thema Ernährung und Gesundheit.

Jonathan Safran Foer: Tiere essen, Kiepenheuer & Witsch 2009.
Aus der Abteilung »Motivation durch Abschrecken« ist dieses Buch hilfreich, wenn du deinen Fleischkonsum reduzieren willst. Foer isst nach vielen Jahren Abstinenz selbst hin und wieder Fleisch und zeigt, wie schwierig es manchmal ist, mit einer langen Tradition vollkommen zu brechen. Wie gesagt: Statt im Extremen zu leben, ist es besser, erst einmal zu reduzieren.

Wer lieber streamt, dem sei die **Netflix-Doku What the Health** empfohlen. Dort finden sich sehr viele motivierende Beispiele von Menschen, die Bequemfutter und Zucker aus ihrem Leben verbannten, in der Folge von chronischen Zivilisationskrankheiten geheil, und nach jahrelanger Abhängigkeit von Medikamenten wieder völlig gesund wurden. Und wenn du schon mal dabei bist, kannst du dir im gleichen Portal *The Game Changers* anschauen – eine Doku über vegan lebende Spitzensportler, viele davon aus dem Kraftsport.

Mindset

Takashi Harada, Norman Bodek: Die Harada-Methode – Eine Anleitung aus Japan zur Selbstanleitung, Harada-Institut Deutschland 2018.
Das Buch zur von mir hochgeschätzten Harada-Methode, mit der es leichter fällt, Gewohnheiten auszuprägen, dranzubleiben und Ziele zu erreichen.

Jens Corssen: Der Selbstentwickler, Beust Verlag 2004.
Corssen liefert eine wunderbar leicht zu lesende und humorvolle Anleitung zur Entwicklung des eigenen Mindsets: Die Schritte laufen über Selbst-Bewußtheit, Selbst-Verantwortung, Selbst-Vertrauen und Selbst-Überwindung. Noch empfehlenswerter finde ich das von Corssen eingelesene Audiobook.

Byron Katie: Lieben, was ist, Random House 2011.
Byron Katies *The Work* ist eine wunderbar einfach Methode zur inneren Klärung von Konflikten mit anderen Menschen. Ihre Methode ist dafür mitunter so wirksam, dass einige ihrer Anhänger sich in ihrer Verehrung darin versteigen, sie sei die Lösung nahezu ALLER Probleme – auch gesundheitlicher. Das halte ich eher für Unsinn. Mit genügendem Abstand liefert Katie eine gute Selbstcoachingmethode, die zu überraschenden Einsichten führen kann.

Robert Dilts: Die Veränderung von Glaubenssystemen, Junfermann Verlag 2002.
Robert Dilts zählt zu den Pionieren des Neurolinguistischen Programmierens (NLP). Wenn du tiefer in das Thema »Glaubenssätze und -systeme« einsteigen willst, lies dieses Buch. Zum gleichen Thema empfehlenswert und etwas lesefreundlicher:

Klaus Grochowiak & Susanne Haag: Die Arbeit mit Glaubenssätzen, Schirner Verlag 2004.

Jia Jiang: Rejection Proof – How to beat fear and become invincible, Random House Books 2015.
Wenn die Sehnsucht nach Anerkennung und Wertschätzung unsere stärkste Antriebskraft ist, so ist das Pendant – die Angst vor Zurückweisung – die Kraft, die uns mit am stärksten daran hindert, ein erfülltes Leben zu führen. Jia Jiang erzählt in seinem Buch mit hinreißendem Humor von seiner eigenen Selbsttherapie: An 100 Tagen in Folge provozierte er Situationen, in denen eine Zurückweisung drohte: angefangen damit, 100 Dollar von einem Fremden zu borgen, bis zu dem Versuch, ohne Vorkenntnisse ein Flugzeug zu fliegen. Großartige Lektüre für alle, die von der Sucht befallen sind, immer und überall einen guten Eindruck machen zu müssen.

Wenn dieses Buch dich ermutigt hat, ab und an das Sofa zu verlassen und dein fittes Selbst zu entdecken, dann freue ich mich, von dir zu lesen: einfach eine Mail an friedrich@friedrich-strategie.de

Lass es krachen!

Anmerkungen

1. Unter Sportlern duzt man sich einfach.
2. https://www.wie-weit-wuerdest-du-gehen.de/El4tvwqza
3. Quelle: Präventionsbericht 2019.
4. Ana Lucia Abelansky, Holger Strulik: How We Fall Apart: Similarities of Human Aging in 10 European Countries, Springer 2018 https://link.springer.com/article/10.1007/s13524-017-0641-8
5. Tabish, S. A., Lifestyle Diseases: Consequences, Characteristics, Causes and Control, in: Journal of Cardiology & Current Research, Volume 9 Issue 3 – 2017.
6. Arthur Schopenhauer: Ueber die Freiheit des menschlichen Willens. In: Die beiden Grundprobleme der Ethik, behandelt in zwei akademischen Preisschriften. 2. Aufl. Brockhaus 1860.
7. https://www.nature.com/articles/s41598-019-49301-y
8. https://www.n-tv.de/wissen/Muskeln-sind-immer-in-der-Pubertaet-article15766931.html
9. https://www.vpt.de/news/detail/seniorentrainingstherapie-und-praevention-in-der-praxis/
10. https://injuryprevention.bmj.com/content/26/Supp_1/i3
https://www.spektrum.de/news/gleichgewicht-warum-wir-immer-oefter-hinfallen/1816727?utm_term=Autofeed&utm_medium=Social&utm_source=Twitter#Echobox=1610951990
11. DER SPIEGEL 21/16.5.2020, S. 94.
12. https://t3n.de/news/pendlerstudie-zeigt-nichts-rad-1283894/
13. https://www.nature.com/articles/d41586-021-00093-0?utm_source=twitter&utm_medium=social&utm_content=organic&utm_campaign=NGMT_USG_JC01_GL_reshigh
https://journals.plos.org/plosmedicine/article?id=10.1371/journal.pmed.1003487
14. https://www.spektrum.de/news/gewichtsreduktion-macht-uebergewicht-wirklich-krank/1748644?utm_term=Autofeed&utm_medium=Social&utm_source=Twitter#Echobox=1593947070
15. eine Do-it-yourself-Anleitung findest du im Kapitel »Loslegen und Durchhalten«.
16. SPIEGEL 25/13.6.2020 S. 100.
17. Auch diese Messmethode ist nicht unfehlbar. Muskulöse oder breite Hüften (zum Beispiel wegen eines Lipödems) könnten das Ergebnis verfälschen.
18. https://www.zeit.de/wissen/gesundheit/2016-05/zucker-verschwoerung-ernaehrung-fett-uebergewicht?utm_content=zeitde_redpost+_link_sf&utm_source=twitter_zonaudev_

int&utm_medium=sm&wt_zmc=sm.int.zonaudev.twitter.ref.zeitde.redpost.link.sf&utm_campaign=ref

19. https://www.theguardian.com/science/2013/mar/17/cynthia-kenyon-rational-heroes-interview
20. https://journals.plos.org/plosmedicine/article?id=10.1371/journal.pmed.1000316
21. Wenn du es genauer wissen willst, kannst du hier einen Schnelltest machen: https://www.haeusel.com/test/limbic-test/
22. Woods, Wendy, Good Habits, Bad Habits: The Science of Making Positive Changes That Stick, Macmillan 2019.
23. Das ist auch ein sehr plastisches Beispiel für die Wirksamkeit eines starken Erfolgsbildes (siehe Seite 69ff.).
24. Joe Friel, Schnell + fit ab 50, Wie Sie noch viele Jahre erfolgreich trainieren und Wettkämpfe bestreiten, Covadonga Verlag 2015, S. 43.
25. https://www.herzbewusst.de/leben-nach-dem-herzinfarkt/herzsport/wie-viel-sport-ist-gesund

    Wie man trotz Herzbeschwerden ins moderate Krafttraining einsteigen kann, findet sich hier: https://www.allgemeinarzt-online.de/archiv/a/keine-scheu-vor-krafttraining-1608609
26. https://www.youtube.com/watch?v=tjeYIg9OADA
27. Pascual-Leone, A., Nguyet, D., Chen, L. G.: Modulation of Muscle Responses Evoked by Transcranial Magnetic Stimulation during the Acquisition of New Fine Motor Skills, in: Journal of Neurophysiology 74(3): 1037-45.
28. Zum Beispiel Steele, C. M. (1988). The psychology of self-affirmation: Sustaining the integrity of the self. Advances in experimental social psychology, 21, 261-302. Eine Übersicht diverser Studien findet sich unter dem Stichwort »Self-affirmation« in Wikipedia.
29. https://med.dartmouth-hitchcock.org/documents/Urge-Surfing.pdf
30. Der Spiegel 37/7.9.1987.
31. https://www.youtube.com/watch?v=0oBodJHX1Vg
32. https://www.youtube.com/watch?v=1dmmGJBaMbg
33. https://www.japantimes.co.jp/life/2019/04/05/lifestyle/hiromu-inada-86-year-old-ironman-triathlete-age-really-just-number/#.XNPZNKZS9-U
34. https://www.gov-online.go.jp/eng/publicity/book/hlj/html/201809/201809_02_en.html
35. https://www.youtube.com/watch?v=fYzJYP_Z0vo, https://www.seasonabroad.com/blog/2020/06/30/8041/?v=928568b84963&fbclid=IwAR05FQkiZewxIsqAkIdCV1L-xH2VGGmUOOwLeJzLkfLotdXL1rTPvXTdIGE Auf Instagram findest du Lena Salmi unter britalena.

36 https://www.faz.net/aktuell/gesellschaft/menschen/82-jahre-alte-bodybuilderin-setzt-einbrecher-ausser-gefecht-16504637.html?utm_campaign=GEPC%253Ds30&utm_medium=social&utm_content=buffer64e9a&utm_source=twitter.com, https://twitter.com/RochesterNYPD/status/1198987973125169153?ref_src=twsrc%5Etfw%7Ctwcamp%5Etweetembed%7Ctwterm%5E1198987973125169153%7Ctwgr%5E&ref_url=https%3A%2F%2Fwww.faz.net%2Faktuell%2Fgesellschaft%2Fmenschen%2F82-jahre-alte-bodybuilderin-setzt-einbrecher-ausser-gefecht-16504637.html

37 https://www.youtube.com/watch?v=rGgoCm1hofM

38 https://www.faz.net/aktuell/sport/mehr-sport/charles-eugster-der-fitteste-senior-der-welt-1624709-p2.html

39 Atwood, Meredith: Triathlon for the Everyday Woman – You Can Be a Triathlete. Yes. You. Da Capo Press 2019.

40 Williams, Jayne: Slow Fat Triathlete – Live Your Athletic Dreams in the Body You Have Now, Da Capo Press 2004.

41 https://www.washingtonpost.com/news/early-lead/wp/2017/06/04/now-94-harriette-thompson-is-trying-to-become-the-oldest-woman-to-run-a-half-marathon/

42 https://de.wikipedia.org/wiki/Eric_Katz_(Mathematiker)

43 https://www.quantamagazine.org/a-path-less-taken-to-the-peak-of-the-math-world-20170627/